◎实用中医临床护理丛书

常 用 中 医

适宜技术与特色技术实用手册

主编　胡世平　杨毅华

全国百佳图书出版单位
中国中医药出版社
·北 京·

图书在版编目（CIP）数据

常用中医适宜技术与特色技术实用手册 / 胡世平，
杨毅华主编 . -- 北京 : 中国中医药出版社，2024.4
（实用中医临床护理丛书）
ISBN 978-7-5132-8704-3

Ⅰ . ①常… Ⅱ . ①胡… ②杨… Ⅲ . ①中医学—护理
学—手册 Ⅳ . ① R248-62

中国国家版本馆 CIP 数据核字（2024）第 061412 号

融合出版说明

本书为融合出版物，微信扫描右侧二维码，关注"悦医
家中医书院"微信公众号，即可访问相关数字化资源和
服务。

中国中医药出版社出版

北京经济技术开发区科创十三街 31 号院二区 8 号楼
邮政编码　100176
传真　010-64405721
廊坊市佳艺印务有限公司印刷
各地新华书店经销

开本 787×1092　1/16　印张 13.5　字数 259 千字
2024 年 4 月第 1 版　2024 年 4 月第 1 次印刷
书号　ISBN 978 – 7 – 5132 – 8704 – 3

定价　49.00 元
网址　www.cptcm.com

服 务 热 线　010-64405510
购 书 热 线　010-89535836
维 权 打 假　010-64405753

微信服务号　zgzyycbs
微商城网址　https://kdt.im/LIdUGr
官 方 微 博　http://e.weibo.com/cptcm
天猫旗舰店网址　https://zgzyycbs.tmall.com

如有印装质量问题请与本社出版部联系（010-64405510）

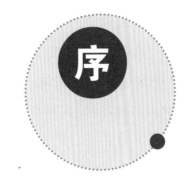

序

随着现代医学模式和人们健康观念的转变，以及国家对中医药事业的大力支持和相关政策的出台，护理工作的范畴已从单纯的疾病护理向全面的预防保健护理拓展，其独具特色的中医适宜技术与特色技术在减轻患者的病痛、促进康复方面起到了非常重要的作用。

《常用中医适宜技术与特色技术实用手册》的编写团队由经验丰富、知识渊博的中医护理专家组成，他们将自己多年的实践经验和研究成果融入每一章节中，并引用了众多其他中医护理专家的经验和研究成果，确保了内容的科学性和可靠性。本书汇集了中医护理领域的经典技术，每一项技术从护理目标、操作重点步骤、护理结局、意外情况的预防及处理、相关链接、操作流程与评分标准、操作案例等内容进行讲解，理论联系实践，更突出实操性；每项技术均配置二维码，可以更直观地观看操作视频；操作案例融合了护理诊疗的全过程。无论是从事中医护理工作的专业人士，还是对中医护理感兴趣的普通读者，都能从本书中获得宝贵的知识和经验。

从 2023 年 3 月 1 日起，新版《深圳经济特区中医药条例》（以下简称"新条例"）正式实施。新条例扩大了护士的执业权限，在全国率先赋予中医护士"处方权"，符合条件并经培训考核的护士，不用经过医生，自己就可以开具治疗单、中医非药物处方等，并且可以直接上手操作艾灸、刮痧、拔罐等非限制开展的中医适宜技术。在国家政策引领和支持中医护理发展的大背景下，本书应运而生，也无疑是一本权威、实用的参考书。

最后，衷心感谢参与编写本书的所有专家和同仁，感谢他们的辛勤付出和无私奉献。我相信，通过阅读本书，护理从业者将能够更好地了解和应用中医护理技术，提升自己的护理能力，为自己和他人的健康带来福祉。

精斟细琢，数易其稿，付梓之际，以此为序。

2024 年 1 月

编写说明

随着中医药事业的蓬勃发展，中医护理在临床实践中的地位日益凸显。中医护理技能作为中医临床护理学的基础，是中医护理人员必须掌握的基本技能。为了适应《中医药发展战略规划纲要（2016—2030年）》中医护理发展规划，探求中医理论指导下的护理方法与护理技术，规范中医适宜技术操作流程，确保患者安全和提高中医护理质量，我们在充分调研的基础上，组织编写了《常用中医适宜技术与特色技术实用手册》一书。

本书分为常用中医适宜技术和特色中医适宜技术两大部分，共涵盖30项技术操作。首先，每一项操作技术包含护理目标、操作重点步骤、护理结局、意外情况的预防及处理、相关链接、操作流程与评分标准、操作案例等内容。其次，每项操作均附有二维码，扫描二维码可进行视频观看，便于理解和掌握。再次，根据临床发展的要求，融入了相应的中医护理技术质量考核评价表，以促进操作程序系统化。最后，增加了中医护理技术在常见临床病证的应用实例，以提高护理人员的实践能力。

在编写本书的过程中，我们深感中医护理技术的博大精深，也深知自己的责任重大。我们希望本书能够帮助广大中医护理工作者提高技能水平，更好地服务于患者，为中医事业的繁荣发展贡献自己的一份力量。

由于学识能力和编写经验有限，谬误在所难免，真诚希望广大同道及读者提出宝贵意见，以便进一步修订改进。

《常用中医适宜技术与特色技术实用手册》编委会

2024年1月

目 录

微信扫描二维码
获取本书数字资源
● 18 项基础操作
● 12 项特色技术
● 进阶中医课程
● 海量医学好书

第一章　常用中医适宜技术

001

第二章　特色中医适宜技术

123

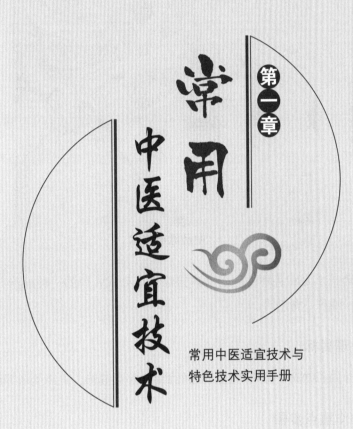

第一章

常用中医适宜技术

常用中医适宜技术与
特色技术实用手册

第一节　中药涂药技术

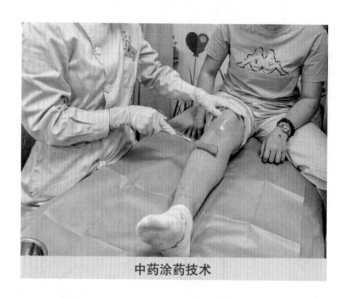

中药涂药技术

中药涂药技术是将各种外用药物直接涂于患处或穴位的一种外治方法，其剂型有水剂、酊剂、油剂、膏剂等。

一、护理目标

将各种外用药物涂于患处以达到祛风除湿、解毒消肿、止痒镇痛等治疗效果。

二、操作重点步骤

1. 评估患者主要症状、临床表现、既往史及药物过敏史、涂药部位的皮肤状况。

2. 协助患者取合适体位，暴露需要上药的部位，患处酌情铺一次性中单注意保暖，必要时用屏风遮挡患者。

3. 清洁皮肤，将药物用棉签均匀地涂于患处。

（1）中药制剂类药物均匀涂抹于患处或涂抹于纱布外敷于患处，范围以超出患处 1～2cm 为宜。

（2）水、酊剂类药物用镊子夹棉球蘸取药物涂搽，干湿度适宜，以不滴水为度，涂药均匀。

（3）膏状类药物用棉签或涂药板取药涂搽，涂药厚薄均匀，以 2～3mm 为宜。

（4）霜剂应用手掌或手指反复搽抹，使之渗入肌肤。

（5）对初起有脓头或成脓阶段的肿疡，脓头部位不宜涂药。

（6）治疗面积较大时，可用镊子夹棉球蘸取药物涂布，蘸药干湿度适宜，涂药厚薄均匀，必要时以无菌纱块覆盖，胶布或绷带固定。

4. 注意消毒隔离，避免交叉感染。

5. 遇有毛发部位，应将毛发剃光，涂药后如药糊干燥，应及时除去，再涂新药糊。

6. 涂药部位一般不用敷料包扎，特殊部位亦可用敷料覆盖包扎。

7. 清理用物。

三、护理结局

1. 患者 / 家属对所做的解释和护理操作表示理解和满意。

2. 根据不同剂型正确涂药。

3. 达到预期的目标及效果。

4. 涂药后瘙痒、疼痛、痈肿等症状得到一定缓解。

5. 影响疗效的因素包括适应证、药物选择、涂药部位、涂药时间等。

四、意外情况的预防及处理

皮肤过敏：观察局部皮肤反应，如有丘疹、痒感或局部肿胀等过敏现象，立即停止用药，并将药物拭净或清洗，报告医生，配合处理。

五、相关链接

1. 云南白药加鸡蛋清外涂，具有消肿止痛、收敛的功效，可改善上颌窦根治术后引起的面颊肿胀。用云南白药 1g，鸡蛋清半个拌匀涂于面颊，每天 3～5 次。

2. 生姜外用具有解表通络的作用，通过涂搽外敷可以活血通络、扶正祛邪，减轻化疗性局部疼痛。生姜切片，沿静脉走向或疼痛部位涂搽，涂搽至皮肤出现微红为度，或切几片生姜外敷于沿静脉走向或疼痛部位的皮肤，用胶布粘贴固定，外敷 10～20 分钟。

六、操作流程与评分标准

中药涂药技术操作流程

操作步骤	操作标准	要点及注意事项
核对： 1.患者床号、姓名、住院号/ID号等 2.医嘱及护嘱、涂药部位药物、剂型	1.核对患者准确无误 2.核对医嘱/护嘱正确	1.使用2种以上身份识别方式 2.医嘱双人核对
评估： 1.当前主要症状、临床表现、既往史及药物过敏史 2.涂药部位的皮肤情况 3.对疼痛的耐受程度	1.全面评估当前主要症状、临床表现、既往史及药物过敏史、舌象、脉象及二便情况 2.全面评估涂药部位的皮肤情况 3.全面评估对疼痛的耐受程度	禁忌： 1.婴幼儿颜面部禁用，有药物过敏史的禁用 2.女性患者询问经、带、胎、产情况
告知： 涂药目的、步骤、可能引起的不适	患者/家属了解操作目的、方法并配合操作	可能出现药物颜色、油渍等污染衣物的情况
准备： 1.操作者：洗手，戴口罩，必要时戴手套 2.用物：治疗盘、药物、治疗包、棉签、生理盐水棉球（必要时）、镊子、胶布、绷带或一次性中单等，必要时备屏风、备皮刀 3.环境：整洁安静，温、湿度适宜	1.护士操作前着装符合要求 2.选择正确的涂药方式及所需用药，用物准备齐全 3.环境适宜，患者卧位舒适，适宜操作	1.涂药次数依病情、药物而定，水剂、酊剂用后须将瓶盖盖紧，防止挥发 2.混悬液先摇匀后再涂药 3.霜剂则应用手掌或手指反复搽抹，使之渗入肌肤
实施： 1.取合适体位，暴露涂药部位，患处酌情铺一次性中单注意保暖，必要时用屏风遮挡患者 2.清洁皮肤，将药物用棉签均匀地涂抹于患处 3.治疗面积较大时，可用镊子夹棉球蘸取药物涂布，蘸药干湿度适宜，涂药厚薄均匀，必要时以无菌纱块覆盖，胶布或绷带固定 4.注意消毒隔离，避免交叉感染 5.清理用物	1.体位舒适合理，暴露涂药部位；保暖 2.实施操作时动作轻柔，说明操作配合要点，执行无菌操作，取镊子、清洗方法正确 3.涂药正确，薄厚均匀不污染衣物，无丘疹、肿胀等过敏现象。 4.药物干后手就可放回盖被或包扎松紧适宜、美观 5.用物整理符合要求 6.操作完毕整理患者卧位舒适，床单元整洁	1.刺激性较强的药物，不可涂于面部，婴幼儿忌用 2.涂药不宜过多、过厚，以防毛孔闭塞，毛发长的部位应将毛发剃去再涂药 3.涂药后观察局部皮肤的反应，如出现丘疹、奇痒或者局部肿胀等过敏现象时，停止用药，并将药物擦拭或清洗干净，报告医师，遵医嘱内服或外用抗过敏药物
记录： 患者涂药后的观察皮肤情况，及时记录并签名	正确记录并报告患者患处情况	30分钟后巡视患者一次，观察药物反应

中药涂药技术操作考核评分标准

科室：　　　　　被考核人：　　　　　主考老师：　　　　　考核日期：

操作标准	分值	评分要求	扣分原因	得分
1. 核对患者准确无误（3分） 2. 核对医嘱／护嘱正确（2分）	5	核对不全每项扣1分，最高扣5分		
1. 评估当前主要症状、临床表现、既往史及药物过敏史、舌象、脉象及二便情况（5分） 2. 评估涂药部位皮肤情况（3分） 3. 评估对疼痛的耐受程度（2分）	10	评估不准确或漏评估1项扣1分		
患者／家属了解操作目的、方法并配合操作，无菌观念强	10	患者／家属不了解一项扣1分		
1. 护士操作前着装符合要求，洗手，戴口罩，戴手套（3分） 2. 用物准备齐全：治疗盘、药物、治疗包、棉签、生理盐水棉球（必要时）、镊子、胶布、绷带或一次性中单等，必要时备屏风、备皮刀（10分） 3. 环境适宜，协助患者取舒适体位，适合操作（2分）	15	1. 不合格每项扣1分 2. 用物缺一扣1分，高扣10分		
1. 遵医嘱确定涂药部位及药物（3分） 2. 采取正确方式清洁皮肤（2分） 3. 混悬液先摇匀后再涂药；霜剂则应用手掌或手指反复搽抹（5分） 4. 蘸药干湿度适宜，涂药厚薄均匀（5分） 5. 实施操作时动作轻柔，说明操作配合要点（10分） 6. 必要时予无菌纱布覆盖，胶布或绷带固定包扎（5分） 7. 注意消毒隔离，避免交叉感染（5分） 8. 用物整理符合要求（2分） 9. 操作完毕，整理患者卧位舒适，床单元整洁，洗手，记录（3分）	40	不合格每项扣1分		
案例分析准确，中医健康宣教全面	10	不合格每项扣1分		
正确记录患者伤口情况	3	不合格每项扣1分		
操作者仪表端庄，服装整洁	2			
操作者表情自然，语言亲切、通俗易懂，能完整体现护理要求	5			

总分：

七、操作案例

（一）案例

张某，女，30岁，右踝部扭伤，主诉"右踝部肿痛3天"。体格检查：体温（T）36.0℃，脉搏（P）87次/分，呼吸（R）20次/分，血压（BP）129/81mmHg，患者精神好，左侧肢体活动正常，右腿行走时疼痛，查右踝部红肿，皮肤无破损。门诊医生开具医嘱：局部中药外涂，每日2～3次。

（二）评估

要素		评估要点	关键点及风险点
一般评估	一般资料	患者年龄30岁	无
	过敏史	无药物过敏史，对胶布、消毒液无过敏史	有局部皮肤过敏的风险，询问患者的用药史
	既往史	无	无
专科评估	全身情况	患者年纪较大，行动不灵便	1. 穿宽松舒适的鞋 2. 防跌倒
	专科情况	右踝部肿痛	1. 指导患者患肢制动休息 2. 关注疼痛的程度
	局部情况	局部皮肤红肿，无瘢痕，无破损	1. 用药后局部皮肤的反应如有丘疹、痒感等过敏现象 2. 避免搔抓
心理社会与知信行评估	对此项操作的认知程度		护士应针对此项操作的目的、流程、效果进行宣教，并进行防跌倒的宣教
	对疼痛的耐受程度		患者对疾病的认知程度

（三）计划

1. 人

（1）护士：患者配合程度高，此项操作由考核合格的护士完成。

（2）患者：操作前需协助取坐位或平卧，注意保暖，保护患者隐私，根据患者的疼痛部位予涂药选择。同时告知患者关注涂药后的感受，有无烧灼感及皮肤瘙痒。

2. 机：使用床帘遮挡，保护患者隐私。

3. 料：选用治疗盘、棉签、纱块；水剂、酊剂用后须将瓶盖盖紧，防止挥发；无菌纱块（清洁皮肤用）包装完好在有效期内；消毒用物在有效期内。

4. 法：操作中严格落实患者身份识别与三查七对制度，混悬液先摇匀后再涂药；霜剂则应用手掌或手指反复搓抹，使之渗入肌肤。遵循无菌操作原则及中药涂药操作流程。

5. 环：病室安静、整洁，注意关闭门窗，启用防跌倒、防烫伤警示标识，治疗单清晰并按相关规定执行签名。

6. 测：观察涂药部位情况，有无烧灼感及皮肤瘙痒等不良反应。

（四）实施

见操作流程与评分标准。

（五）健康教育

1. 告知患者及家属药物的作用、不良反应，以及涂药所需要的时间。
2. 告知患者在涂药期间减少活动。
3. 涂药后仔细观察局部反应，如疼痛、瘙痒应停药并告知医生。
4. 局部涂药后可出现药物颜色沉着和污染衣物。
5. 切勿接触动物羽毛、花草等容易引起瘙痒的过敏原。
6. 饮食宜清淡、容易消化、富有营养，勿食辛辣、刺激、肥甘厚腻之品。

（六）提问

1. 如患者出现药物过敏，应如何处理？
2. 中药涂药的治疗时间不宜超过多少小时？

第二节　穴位敷贴技术

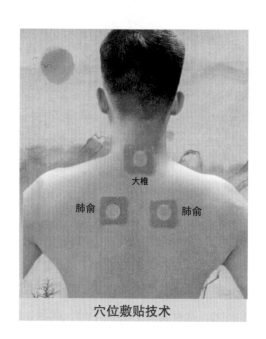

穴位敷贴技术

穴位敷贴技术是以中医经络腧穴理论为依据，把药物研成细末调成糊状，或将中药汤剂熬成膏，或将药末散于膏药上，再直接敷贴于穴位、患处（阿是穴），用来治疗疾病、缓解临床不适症状的一种操作方法。

一、护理目标

解除或缓解各种疮疡疔肿、跌打损伤、慢性咳喘、慢性腹泻等病证的临床症状。

二、操作重点步骤

1.评估患者病情、当前主要症状、临床表现、既往史、药物过敏史、贴药部位的皮肤情况、心理状况及对疼痛的耐受程度。

2.根据贴药部位，协助患者取合适体位。暴露贴药部位，必要时盖上毛毯，或用屏风遮挡。

3.再次核对所有药物，清洁局部皮肤，必要时剔去毛发（范围大于贴药的面积）；换药的患者，揭去原来的药贴，若有药膏痕迹，可用松节油等擦拭。

4.根据病情，取专用穴位贴或封包胶布（大小遵医嘱），将药糊均匀地置于穴位贴或封包胶布中心。

5. 敷药时间根据病情而定。1 岁以内贴 1 小时，2 岁以上贴 2 ～ 4 小时，或遵医嘱。如敷贴过程中有皮肤发红发痒，可适当减少敷贴时间。

6. 发疱疗法 6 ～ 8 小时后皮肤逐渐起疱，待水疱胀满后，正确处理水疱。贴敷药膏时，若周围皮肤出现过敏反应，如皮肤出现发红、水疱、丘疹、瘙痒等，应取下药膏，通知医生，及时处理。

7. 记录患者发疱局部的效果及处理措施。

三、护理结局

1. 患者 / 家属对所做的解释和护理操作表示满意。

2. 贴药方法正确。

3. 达到预期目标及效果。

4. 疮疡控制，痈肿消散，跌打损伤、慢性咳嗽、慢性腹泻等寒性病证的临床症状得到缓解。

5. 治疗效果、异常情况及时得到观察、反馈和记录。

四、意外情况的预防及处理

（一）烫伤

发生原因：药物作用，药物需要加热或掺有麝香等辛香药物。

临床表现：疼痛，局部发红、起大小不等的水疱。

预防及处理：如果灸后局部起小疱，涂上少量万花油，可自行吸收。大者可按烫伤处理，待局部消毒后用灭菌针头刺破水疱下沿，将其液体挤干，外涂烫伤膏，并盖上消毒纱布。

（二）感染

发生原因：由于发疱后处理不规范或者患者自行刺破，水疱破裂引起感染。

临床表现：红、肿、热、痛，创面有脓液。

预防及处理：待水疱胀满后，经常规消毒，用无菌注射器在水疱下方抽出液体，用碘伏消毒针眼，盖上无菌纱布。

五、相关链接

天灸贴药

1. 定义：是将具有中医特色的子午流注时间治疗与特定中药相结合，取特定穴位治疗某些疾病的一种方法。

2.适应证： 天灸贴药对巩固治疗效果，增强机体功能和抗病毒能力非常有利，特别是对过敏性鼻炎、哮喘、虚证感冒、慢性结肠炎、虚寒胃痛、慢性支气管炎等疾病有显著的疗效。

3.注意事项： 贴药后皮肤出现红晕属正常现象，如贴药时间过长引起水疱，应避免搔破感染，必要时涂烫伤软膏，治疗期间，忌食易化脓的食物，如牛肉、烧鹅、鸭、鸡、虾、花生、芋头等。

六、操作流程与评分标准

穴位敷贴技术操作流程

操作步骤	操作标准	要点及注意事项
核对： 1.患者床号、姓名、住院号/ID号等 2.医嘱、护嘱、药物、穴位	1.核对患者准确无误 2.核对医嘱/护嘱正确	1.使用2种以上身份识别方式 2.医嘱双人核对
评估： 1.当前主要症状、临床表现、既往史及药物过敏史 2.患者舌象、脉象及贴药部位的皮肤情况 3.患者的心理状况、对疼痛的耐受程度及二便情况	1.全面评估主要症状、临床表现、既往史及药物过敏史（女性询问经、带、胎、产情况）、胶布是否过敏 2.准确评估患者舌象、脉象及贴药部位的皮肤情况 3.准确评估患者的心理状况及对疼痛的耐受程度	禁忌： 1.消渴病患者禁用此法 2.皮肤过敏者慎用 3.皮肤损伤早期、溃疡、炎症、水疱、水肿等禁用 4.婴幼儿颜面部禁用，有药物过敏史者禁用
告知： 1.操作目的及过程 2.可能引起的不适及并发症和注意事项	患者/家属了解操作目的、方法并配合操作	1.可能出现药物颜色、油渍等污染衣物的情况 2.对于不同的药物可能出现皮肤过敏现象 3.不同药物的气味也将产生刺激
准备： 1.操作者：洗手，戴口罩，必要时戴手套 2.用物：治疗盘、药物、压舌板、大小合适的穴位贴或封包、生理盐水棉球、胶布、皮肤消毒液、无菌纱块、碘伏、无菌注射器，必要时备屏风 3.环境：整洁安静，温、湿度适宜 4.取合适体位，松开衣服，暴露贴药部位，注意保暖	1.护士操作前着装符合要求 2.选择正确的涂药方式及所需药物，用物准备齐全 3.环境适宜，适宜操作 4.体位舒适，暴露贴药部位，注意保暖	

续表

操作步骤	操作标准	要点及注意事项
实施： 1. 按医嘱确定贴药穴位，清洁局部皮肤 2. 根据贴药面积取大小合适的棉纸，用压舌板将药物均匀地平摊于穴位贴上，厚薄适中 3. 将摊好药物的穴位贴敷于相应的部位，以免药物受热溢出污染衣物 4. 6～8小时后皮肤逐渐起水疱。待水疱胀满后，在常规消毒下，用无菌注射器在水疱下方抽出液体，用碘伏消毒针眼，盖上无菌纱块 5. 清理用物	1. 贴药穴位按医嘱确定，清洁局部皮肤 2. 棉纸大小合适，药物厚薄适中，均匀地平摊于穴位贴上 3. 穴位准确，药物薄厚均匀，不污染衣物 4. 实施操作时动作轻柔，说明操作配合要点 5. 胀满水疱常规消毒处理正确 6. 用物整理符合要求 7. 操作完毕整理患者卧位舒适，床单元整洁	1. 贴药前要清洁局部皮肤，如除去胶布及贴药痕迹，剃去较长的毛发 2. 药饼不可过湿，范围不宜过大，时间不宜过长。贴药后仔细观察局部反应，如疼痛较甚，即使无水疱产生，亦可取下药饼 3. 若为膏剂，则加热使之烊化，贴于相应部位 4. 发疱后应减少活动。疱内液体抽吸干净，一般隔日更换敷料，严格无菌操作，预防感染。告知患者不要自行刺破 5. 体质虚弱、年老及寒证者，贴药后宜热汤外敷或配合温灸 6. 一般成人贴药时间以2～4小时为宜，小孩或者皮肤较敏感者贴药时间酌减
记录： 患者涂药后的客观情况，及时记录并签名	正确记录并报告患者患处情况	30分钟后巡视患者一次，观察药物反应

穴位敷贴技术操作考核评分标准

科室：　　　　　被考核人：　　　　　主考老师：　　　　　考核日期：

操作标准	分值	评分要求	扣分原因	得分
1. 核对患者准确无误（2分） 2. 核对医嘱正确（3分）	5	核对不全每项扣1分，最高扣5分		
1. 评估当前主要症状、临床表现、既往史、药物过敏史、胶布过敏史以及二便情况（5分） 2. 准确评估患者舌象、脉象及贴药穴位的皮肤情况（5分）	10	评估不准确或漏评估一项扣1分		
患者/家属了解操作目的、方法并配合操作	10	患者/家属不了解一项扣1分		

续表

操作标准	分值	评分要求	扣分原因	得分
1. 护士操作前着装符合要求，洗手，戴口罩（3分） 2. 用物准备齐全：治疗盘、药物、压舌板、大小合适的穴位贴或封包、生理盐水棉球、胶布、皮肤消毒液、无菌纱块、碘伏、无菌注射器、屏风（必要时）（5分） 3. 环境适宜，协助患者取舒适体位，适合操作（2分）	10	1. 不合格每项扣1分 2. 用物缺一扣1分，最高扣10分		
1. 遵医嘱确定敷贴穴位及药物（2分） 2. 充分暴露敷贴穴位，注意保暖（2分） 3. 保护患者隐私，必要时屏风遮挡（1分）	5	不合格每项扣1分		
1. 局部皮肤清洁（3分） 2. 棉纸大小合适，药物温湿度、厚薄适中，均匀地平摊于穴位贴上（8分） 3. 穴位准确，药物薄厚均匀不污染衣物（5分） 4. 实施操作时动作轻柔，说明操作配合要点（10分） 5. 胀满水疱常规消毒处理正确（9分） 6. 用物整理符合要求（2分） 7. 操作完毕，整理患者卧位舒适，床单元整洁，洗手，记录（3分）	40	1. 一处清洁不彻底扣2分 2. 未核对敷药部位扣1分 3. 未观察局部皮肤扣2分 4. 药膏过湿或过干扣2分 5. 未选准穴位扣2分/每穴位 6. 敷贴过大/过小扣2分/处 7. 药液外溢扣2分/处 8. 未告知留置时间扣2分 9. 未告知注意事项扣2分 10. 未观察局部反应扣2分 11. 未询问患者扣2分		
正确记录并报告患者患处情况	5	不合格每项扣1分		
案例分析准确，中医健康宣教全面	10			
操作者仪表端庄，服装整洁	2			
操作者表情自然，语言亲切、通俗易懂，能完整体现护理要求	3			

总分：

七、操作案例

（一）案例

熊某，女，41岁，中医诊断"胃脘痛"，主诉"反复上腹痛3年，加重1天"。体格检查：T 36.0℃，P 87次/分，R 20次/分，BP 129/81mmHg，患者精神欠佳，上腹部疼痛，腹胀，时有头晕，无反酸，纳眠差，大小便正常。平素饮食不调，损伤脾胃，运化无力，气机运行不畅，不通则痛。舌淡暗，苔薄白，有齿印，脉沉。入院后医生开具医嘱：大中药封包（脾胃贴）贴于中脘处，每日1次。

（二）评估

要素		评估要点	关键点及风险点
一般评估	一般资料	患者年龄41岁	无
	过敏史	无药物过敏史，对胶布、消毒液无过敏史	有局部皮肤过敏及烫伤的风险，询问患者的用药史
	既往史	慢性胃炎	无
专科评估	全身情况	患者体质属脾胃虚寒上腹部疼痛，腹胀，纳眠差	1. 避风寒、慎起居、调情志 2. 关注疼痛的程度 3. 防跌倒
	专科情况	胃脘遇寒则痛，喜温、喜按	1. 指导患者饮食忌生冷、油腻、刺激性食物 2. 指导患者腹部按摩的方法，理气止痛
	局部情况	皮肤完好，无瘢痕，无破损	1. 引起烫伤，小疱可自行吸收，大者可经局部消毒后，用灭菌针头刺破水疱下缘，将液体挤干，外涂烫伤膏 2. 防感染，护士必须掌握水疱的规范处理 3. 局部皮肤有无过敏现象
心理社会与知信行评估		对此项操作的认知程度	护士应针对此项操作的目的、流程、效果进行宣教，悬挂防跌倒、防烫伤标识
		对疼痛的耐受程度	患者对疾病的认知程度

（三）计划

1. 人

（1）护士：患者配合程度高，此项操作由考核合格的护士完成。

（2）患者：操作前需协助取平卧位，注意保暖，保护患者隐私，敷贴的部位选择在上脘、中脘、下脘，根据患者的疼痛部位选择。同时告知患者关注敷贴后的感受，有无烧灼感及皮肤瘙痒。

2. 机：使用床帘遮挡，保护患者隐私。

3. 料：选用治疗盘；无纺敷料根据部位大小选择型号；药膏用2～8℃冷藏保存，现配现用，配制完好并在有效期内；无菌纱块（清洁皮肤用）包装完好在有效期内；

消毒用物在有效期内。

4.法：操作中严格落实患者身份识别与三查七对制度，遵循无菌操作原则及穴位敷贴操作流程。

5.环：病室安静、整洁，注意关闭门窗，启用防跌倒、防烫伤警示标识，治疗单清晰并按相关规定执行签名。

6.测：观察贴药部位的情况，有无烧灼感及皮肤瘙痒等不良反应。

（四）实施

见操作流程与评分标准。

（五）健康教育

1.告知患者及家属药物的作用、不良反应，以及穴位敷贴所需的治疗时间。

2.告知患者在敷贴期间减少活动，以免引起脱落，贴药时间以4～6小时为宜。

3.贴药后仔细观察局部反应，如疼痛、瘙痒应取下药贴。

4.患者属寒证，药膏应加热外敷或者配合温灸。

5.局部贴药后，局部皮肤可出现药物颜色沉着或污染衣物。

（六）提问

1.患者出现水疱后应如何处理？
2.穴位敷贴的治疗时间为多久？

第三节　中药熏蒸技术

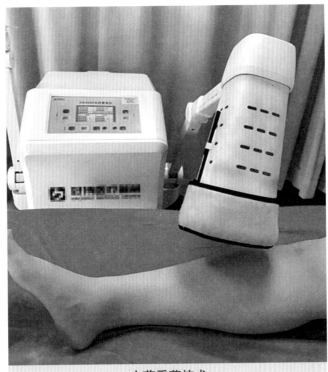

中药熏蒸技术

中药熏蒸技术是借用中药热力及药理作用熏蒸患处，以达到疏通腠理、祛风除湿、温经通络、活血化瘀的一种操作方法。

一、护理目标

缓解或解除因风湿免疫疾病及骨伤、妇、外、肛肠、皮肤科等疾病引起的疼痛、炎症、水肿、瘙痒等临床症状。

二、操作重点步骤

1. 评估患者当前主要症状、临床表现、既往史及药物过敏史、心理状况及熏蒸部位的皮肤情况。

2. 熏蒸法根据治疗形式和使用部位的不同，可分为全身熏蒸（药澡水）法、局部熏蒸法两种。局部熏蒸法又可分为手部熏蒸法、足部熏蒸法、眼熏蒸法、坐浴熏蒸法。

3. 协助患者取适宜体位（多取坐位），暴露熏蒸部位，必要时屏风遮挡。

4. 全身熏蒸，药液温度以 38 ～ 43℃为宜，蒸汽热度适中；局部熏蒸，药液温度一般以 50 ～ 70℃为宜，以避免烫伤或灼伤患部，但药液也不可过冷。

5. 熏蒸过程中观察患者的反应，及时了解患者的生理及心理感受。若出现异常，应立即停止，协助患者卧床休息。

6. 操作完毕，清洁局部皮肤，协助患者整理衣着，取舒适卧位，清理用物。

三、护理结局

1. 患者及家属对所给的解释和操作表示满意。

2. 操作过程安全，方法正确熟练。

3. 治疗效果、异常情况及时得到观察、反馈和记录。

4. 达到预期目标和效果。

四、意外情况的预防及处理

由于熏蒸水温过高，易使局部皮肤表皮发红、疼痛，出现烫伤。应掌握患者对冷热的敏感度，检测好水温，随时观察熏洗部位的皮肤情况。如熏蒸后局部起小水疱，可涂抹烫伤膏自行吸收；如起大水疱，需用注射器针头在水疱下端回抽，将液体挤干，保留表皮，涂抹烫伤膏，并覆盖消毒纱布，及时处理。

五、相关链接

1. 适应证： 类风湿病、风湿寒性关节痛、强直性脊柱炎、腰椎间盘突出症、骨性关节炎、肩周炎。

2. 禁忌证： 心脏病、严重高血压病、妇女妊娠和月经期间慎用。肢体动脉闭塞性疾病、糖尿病足、肢体干性坏疽者，熏蒸时药液温度不可超过 38℃。

六、操作流程与评分标准

中药熏蒸技术操作流程

操作步骤	操作标准	要点及注意事项
核对： 1. 患者床号、姓名、住院号 /ID 号等 2. 医嘱、护嘱、熏蒸部位、药物	1. 核对患者准确无误 2. 核对医嘱 / 护嘱正确	1. 使用 2 种以上身份识别方式 2. 医嘱双人核对

操作步骤	操作标准	要点及注意事项
评估： 1. 患者当前主要症状、临床表现、既往史及药物过敏史，女性患者经、带、胎、产情况 2. 患者舌象、脉象及熏蒸部位的皮肤情况 3. 患者的心理状况	1. 全面评估患者当前主要症状、临床表现、舌象、脉象、既往史（心、肺、脑疾病）、药物过敏史、熏蒸部位的皮肤情况、凝血情况、进食时间、对热的敏感度及二便情况，如为女性患者全面评估经、带、胎、产情况 2. 全面评估涂药部位的皮肤情况 3. 全面评估患者的心理情况	发热、急性炎症、昏迷、精神类疾病、恶性肿瘤、黄疸、有出血倾向、气血两亏、严重心脏病、哮喘发作者及月经期、妊娠期不宜熏蒸
告知： 中药熏蒸的目的、方法及配合	患者/家属了解熏蒸的目的、方法并配合操作	选用通俗易懂的语言告知患者
准备： 1. 操作者：洗手，戴口罩，戴手套 2. 用物：治疗盘、治疗巾、药液、盛放药液的容器（根据熏蒸部位的不同，也可备坐浴椅等）、水温计、纱块、烧伤膏、毛巾或熏蒸套，遵医嘱配制药液，必要时备屏风及换药用品，或按条件和需要备中草药熏蒸治疗机 3. 患者：取卧位或坐位，暴露熏蒸部位，注意保暖	1. 护士操作前着装符合要求 2. 用物准备齐全 3. 患者取舒适体位操作，暴露熏蒸部位，注意保暖	必要时准备舒适衣物
实施： 1. 安排体位，排空膀胱 2. 清洁局部皮肤 3. 将药液趁热倒入容器，根据不同部位按要求熏蒸，待温度适宜时，再将患处浸泡于药液中，保持温度，药液偏凉时则随时更换 4. 随时观察患者的反应及主诉 5. 交代注意事项，整理床单位	1. 安排合适体位，预先排空膀胱，熏蒸前饮淡盐水或温开水200mL，避免出汗多引起脱水 2. 清洁局部皮肤 3. 根据不同部位按要求熏蒸，温度适宜，保持温度，药液偏凉时则随时更换 4. 将患肢放置于熏蒸桶上，套上熏蒸套。把患处放在桶上面让蒸汽熏，暴露部位尽量加盖衣被。及时询问患者的感觉，观察患者对药液的反应，如有不适，要及时调整，防止意外发生	1. 熏蒸过程中一定要根据患者的耐受程度调节适宜的药液温度，特别是老年患者，由于对温度的敏感性下降，在熏蒸时要防止烫伤的发生。全身熏蒸，药液温度以38～43℃为宜；蒸汽热度适中；局部熏蒸，药液一般以50～70℃为宜，但药液也不可过冷 2. 伤口部位进行熏蒸时应按照无菌技术规程进行；包扎部位进行熏蒸时，应揭去敷料，熏蒸完毕后更换消毒敷料 3. 所用物品需清洁消毒，用具一人一份，避免交叉感染

续表

操作步骤	操作标准	要点及注意事项
	5. 操作完成后，协助患者穿衣，安排舒适卧位，整理床单位，清理用物等	4. 餐后半小时内不宜熏蒸。年老，心、肺、脑病，体质虚弱，水肿患者熏蒸时间不宜过长，以防虚脱 5. 颜面部熏蒸者，操作后半小时才能外出，以防感冒
记录： 1. 熏蒸后患者的自觉症状、效果 2. 异常情况的表现及处理	1. 正确记录熏蒸后患者的自觉症状、效果 2. 异常情况的表现及处理记录准确	30分钟后巡视患者反应，观察皮肤有无烫伤

中药熏蒸技术操作考核评分标准

科室：　　　　被考核人：　　　　主考老师：　　　　考核日期：

操作标准	分值	评分要求	扣分原因	得分
1. 核对患者准确无误（3分） 2. 核对医嘱正确（2分）	5	核对不全每项扣1分，最高扣5分		
1. 评估患者当前主要症状、临床表现、既往史、药物过敏史（5分） 2. 评估患者舌象、脉象、熏蒸部位皮肤情况、对热的敏感度及二便，如为女性评估经、带、胎、产情况（5分）	10	评估不准确或漏评估一项扣1分		
患者/家属了解熏蒸的目的、方法并配合操作，无菌观念强	10	患者/家属不了解一项扣1分		
1. 护士操作前着装符合要求，洗手，戴口罩（5分） 2. 用物准备齐全：治疗盘、治疗巾、药液、盛放药液的容器（根据熏蒸部位的不同，也可备坐浴椅等）、水温计、纱块、烧伤膏、毛巾或熏蒸套，遵医嘱配制药液，必要时备屏风及换药用品，或按条件和需要备中草药熏蒸治疗机（10分） 3. 环境适宜，关好门窗，避免吹对流风；患者取舒适体位操作，暴露熏蒸部位，注意保暖（5分）	20	1. 不合格每项扣1分 2. 用物缺一扣1分，最高扣10分		
1. 安排合适体位，预先排空膀胱（5分） 2. 清洁局部皮肤（5分） 3. 根据不同部位，按要求熏蒸，温度适宜，保持温度，药液偏凉时，随时更换（10分）	35	不合格每项扣1分		

操作标准	分值	评分要求	扣分原因	得分
4.根据患者的症状、发病部位、年龄及耐受性，在操作过程中，观察患者对药液的反应，如果有不适应要及时调整，防止意外发生（10分） 5.操作完成，协助患者穿衣，安排舒适卧位，整理床单位，清理用物，洗手，记录（5分）				
案例分析准确，中医健康宣教全面	10			
操作熟练、轻柔	5			
操作者表情自然，语言亲切、通俗易懂，能完整体现护理要求	5			

总分：

七、操作案例

（一）案例

黄某，男，35岁，中医诊断"筋伤"，主诉"扭伤致左踝疼痛，活动稍受限5周"。体格检查：T 36.0℃，P 77次/分，R 20次/分，BP 120/77mmHg，患者精神好，左踝疼痛、肿胀、跛行、活动稍受限，站立、行走后疼痛加重，无头晕、头痛，无咳嗽、咳痰，无胸闷、心悸，纳眠可，二便调。舌质暗红，苔薄白，脉弦。入院后医生开具医嘱：中药熏蒸，每日1次。

（二）评估

要素		评估要点	关键点及风险点
一般评估	一般资料	患者年龄35岁	无
	过敏史	无药物过敏史	有局部皮肤过敏及烫伤的风险，询问患者的用药史
	既往史	无	无
专科评估	全身情况	患者体质属气血虚弱、肝气虚损者，纳眠可	避风寒、慎起居、调情志
	专科情况	左踝疼痛、肿胀，肌肉紧绷，弯曲时不疼痛，用力受限	1.指导患者适当休息，需要时宜固定不动 2.关注疼痛的程度 3.防跌倒 4.理疗，舒筋活血，疏通经络，调和气血，消散血肿，解除筋肉挛缩

续表

要素		评估要点	关键点及风险点
专科评估	局部情况	皮肤完好，无瘢痕，无破损	1. 引起烫伤，小疱可自行吸收，大者可经局部消毒后，用灭菌针头刺破水疱下缘，将液体挤干，外涂烫伤膏 2. 感染，护士必须掌握水疱的规范处理 3. 局部皮肤的过敏
心理社会与知信行评估		对此项操作的认知程度	护士应针对此项操作的目的、流程、效果进行宣教，悬挂防跌倒、防烫伤标识
		对疼痛的耐受程度	患者对疾病的认知程度

（三）计划

1. 人

（1）护士：患者配合程度高，此项操作由考核合格的护士完成。

（2）患者：操作前需协助取舒适体位，注意保暖，保护患者隐私，暴露熏蒸部位。同时告知患者关注熏蒸后的感受，有无不适感。

2. 机：使用床帘遮挡，保护患者隐私。

3. 料：治疗盘、药液、盛放药液的容器、水温计。

4. 法：操作中严格落实患者身份识别与三查七对制度，核对熏蒸部位，按操作流程执行。

5. 环：病室安静、整洁，注意关闭门窗，启用防跌倒、防烫伤警示标识，治疗单清晰并按相关规定执行签名。

6. 测：观察熏蒸部位情况，选择药液，根据不同部位按要求熏蒸，药液偏凉时及时更换，询问患者有无不适。

（四）实施

见操作流程与评分标准。

（五）健康教育

1. 告知患者及家属药物的作用、不良反应及熏蒸所需要的时间。

2. 熏蒸过程注意室内避风，洗毕应及时擦干患处，防止受凉。熏蒸时药液不宜过热，以免烫伤皮肤。熏蒸后30分钟要注意保暖，避免吹风。熏蒸会有微汗，机体会处于少许缺水状态，应多喝水以防出汗过多导致虚脱。

3. 坐浴时应在坐浴室进行，若在病室内坐浴，应注意遮挡患者。

4. 老人、小儿熏蒸时，更应随时询问患者的感觉，掌握药液的温度，并耐心协助熏蒸，避免烫伤。

（六）提问

1. 中风偏瘫侧肢体是否适合中药熏蒸？

2. 中药熏蒸治疗的适应证有哪些？

第四节　中药泡洗技术

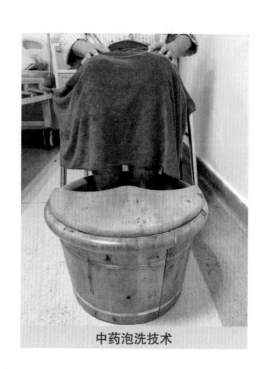

中药泡洗技术

中药泡洗技术是借助泡洗时洗液的温热之力及药物本身的功效，浸洗全身或局部皮肤，达到活血、消肿、止痛、祛瘀生新等作用的技术。

一、护理目标

改善外感发热、失眠、便秘、皮肤感染及中风恢复期的手足肿胀等症状。

二、操作重点步骤

1. 评估患者当前主要症状、临床表现、既往史及药物过敏史、心理状况及泡洗部位的皮肤情况。

2. 泡洗法根据治疗形式和使用部位不同，可分为全身泡洗（药澡水）法、局部泡洗法两种。局部泡洗法又可分为手部泡洗法、足部泡洗法、眼泡洗法、坐浴泡洗法。

3. 协助患者取适宜体位（多取坐位），暴露泡洗部位，全身泡洗时水位应在膈肌以下，以微微汗出为宜，如出现心慌等不适症状，及时告知护士。必要时屏风遮挡。

4. 药温：①全身泡洗：将药液注入泡洗装置内，药液温度以 38 ～ 43℃为宜，水位在患者膈肌以下，全身浸泡 30 分钟。②局部泡洗：将 40℃左右的药液注入盛药容器内，将浸泡部位浸泡于药液中，浸泡 30 分钟。药液温度以 38 ～ 43℃为宜，以避免烫伤或灼伤患部，但药液也不可过冷。

5. 泡洗过程中观察患者的反应，及时了解患者的生理及心理感受。若出现异常，应立即停止，协助患者卧床休息。

6. 操作完毕，清洁局部皮肤，协助患者整理衣物，取舒适卧位，清理用物。

三、护理结局

1. 患者及家属对所给的解释和操作表示满意。

2. 操作过程安全，方法正确熟练。

3. 治疗效果、异常情况及时得到观察、反馈和记录。

四、意外情况的预防及处理

烫伤

发生原因：泡洗水温过高。

临床表现：局部皮肤表面发红、疼痛。

预防及处理：①掌握患者对冷热的敏感度。②操作前检测好水温。③随时观察泡洗部位的皮肤情况。

五、相关链接

中药泡洗法是借助泡洗时洗液的温热之力及药物本身的功效，浸洗全身或局部皮肤，促使腠理疏通、脉络调和、气血流畅，从而预防和治疗疾病的方法。现代医学认为，泡洗疗法将药力和热力有机地结合在一起，可促进皮肤和患处对药物的吸收，促进血液和淋巴的循环，加强糖类、脂肪和蛋白质的代谢和体内废物的排泄，有利于组织间液的回流吸收，增强白细胞的吞噬能力，调节神经体液，增强机体的抗病能力。

六、操作流程与评分标准

中药泡洗技术操作流程

操作步骤	操作标准	要点及注意事项
核对： 1. 患者床号、姓名、住院号 /ID 号等 2. 医嘱、护嘱、泡洗部位、药物	1. 核对患者准确无误 2. 核对医嘱 / 护嘱正确	1. 使用 2 种以上身份识别方式 2. 医嘱双人核对

操作步骤	操作标准	要点及注意事项
评估： 1.患者当前主要症状、临床表现、既往史及药物过敏史 2.患者体质、舌象、脉象及泡洗部位的皮肤情况 3.女性患者经、带、胎、产情况	全面评估患者当前主要症状、临床表现、既往史（心、肺、脑疾病）及药物过敏史、舌象、脉象、泡洗部位的皮肤情况、对热的敏感度、凝血情况、进食时间、二便情况，如为女性则评估经、带、胎、产情况	发热、急性炎症、昏迷、精神类疾病、恶性肿瘤、黄疸、有出血倾向、气血两亏、严重心脏病、哮喘发作者及月经期、妊娠期不宜泡洗
告知： 中药泡洗的目的、方法及配合	患者/家属了解泡洗的目的、方法并配合操作	
准备： 1.操作者：洗手，戴口罩，戴手套 2.用物：治疗盘、治疗巾、药液、盛放药液的容器（根据泡洗部位的不同，也可备坐浴椅等）水温计、纱块、烧伤膏、毛巾，遵医嘱配制药液，必要时备屏风及换药用品 3.患者取卧位或坐位，暴露泡洗部位，注意保暖	1.护士操作前着装符合要求 2.用物准备齐全 3.环境适宜，患者取舒适体位操作，暴露泡洗部位，注意保暖，关闭门窗	必要时准备舒适衣物
实施： 1.安排体位，排空膀胱 2.清洁局部皮肤 3.将药液趁热倒入容器，根据不同部位，待温度适宜时，按要求泡洗，将患处浸泡于药液中，保持温度，药液偏凉时随时更换 4.随时观察患者的反应及诉求 5.交代注意事项，整理床单位 6.洗手，记录	1.安排合适体位，预先排空膀胱 2.清洁局部皮肤 3.根据不同部位，待温度适宜时，按要求泡洗，将患处浸泡于药液中，保持温度，药液偏凉时随时更换 4.泡洗 （1）全身泡洗：将药液注入泡洗装置内，药液温度以38～43℃为宜，水位在患者膈肌以下，协助脱去外衣，将躯体及四肢浸泡于药液中，浸泡30分钟 （2）局部泡洗：动态测量水温，将40℃左右的药液注入盛药容器内，将浸泡部位浸泡于药液中，询问患者有无不适，每次时间20～30分钟 5.根据患者的症状、发病部位、年龄及耐受性，在操作过程中，观察患者对药液的反应，如果有不适应及时调整，防止意外的发生	1.泡洗过程中应饮用温开水300～500mL，小儿及老年人酌减，以补充体液及增加血容量，利于代谢废物的排出。有严重心肺及肝肾疾病患者饮水不宜超过150mL。泡洗过程中一定要根据患者的耐受程度调节适宜的药液温度，特别是老年患者，由于对温度的敏感性下降，在泡洗时要防止烫伤的发生。全身泡洗，药液温度以40℃左右为宜，药液温度适中；局部泡洗，药液温度以40℃为宜，药液也不可过冷 2.伤口部位进行泡洗时应按照无菌技术规程进行；包扎部位进行泡洗时，应揭去敷料，泡洗完毕后更换消毒敷料 3.所用物品需清洁消毒，用具一人一份，避免交叉感染

操作步骤	操作标准	要点及注意事项
	6.操作完成后，协助患者穿衣，安排舒适卧位，整理床单位，清理用物等	4.餐前或餐后半小时内不宜泡洗。年老，心、肺、脑病，体质虚弱，水肿患者泡洗时间不宜过长，以防虚脱 5.泡洗治疗者，操作完成后半小时才能外出，以防感冒
记录： 1.泡洗后患者的自觉症状、效果 2.异常情况的表现及处理	1.正确记录泡洗后患者的自觉症状、效果 2.异常情况的表现及处理记录准确	

中药泡洗技术操作考核评分标准

科室：　　　　　被考核人：　　　　　主考老师：　　　　　考核日期：

操作标准	分值	评分要求	扣分原因	得分
1.核对患者准确无误（3分） 2.核对医嘱正确（2分）	5	核对不全每项扣1分，最高扣5分		
1.评估患者当前主要症状、既往史、药物过敏史（5分） 2.评估患者舌象、脉象、熏洗部位皮肤情况、对热的敏感度、进食情况、二便情况，如为女性评估经、带、胎、产情况（5分）	10	评估不准确或漏评估一项扣1分		
告知患者/家属泡洗的目的、方法及配合要点，无菌观念强	10	患者/家属不了解一项扣1分		
1.护士操作前着装符合要求，洗手，戴口罩（3分） 2.用物准备齐全：治疗盘、治疗巾、药液、盛放药液的容器（根据泡洗部位不同，也可备坐浴椅等）、水温计、纱块、烧伤膏、毛巾、遵医嘱配制药液，必要时备屏风及换药用品（10分） 3.环境适宜，患者取舒适体位操作，暴露泡洗部位，注意保暖（2分）	15	1.不合格每项扣1分 2.用物缺一扣1分，高扣10分		
1.安排合适体位，预先排空膀胱（5分） 2.清洁局部皮肤（5分） 3.根据不同部位，按要求泡洗，温度适宜，保持温度，药液偏凉时，随时更换（10分） 4.根据患者的症状、发病部位、年龄及耐受性，在操作过程中观察患者对药液的反应，如果有不适应要及时调整，防止意外发生（15分） 5.操作完成后，协助患者穿衣，安排舒适卧位，整理床单位，清理用物等，洗手，记录（5分）	40	不合格每项扣1分		

续表

操作标准	分值	评分要求	扣分原因	得分
案例分析准确，中医健康宣教全面	10			
操作熟练、轻柔	5			
操作者表情自然，语言亲切、通俗易懂，能完整体现护理要求	5			

总分：

七、操作案例

（一）案例

张某，男，38岁，中医诊断"瘾疹"，主诉"皮肤瘙痒伴有湿疹，瘙痒加重4天"。体格检查：T 36.0℃，P 73次/分，R 20次/分，BP 120/77mmHg，患者精神好，皮肤红肿、瘙痒，晚间加重，无头晕、头痛，无咳嗽、咳痰，无胸闷、心悸，纳眠可，二便调。舌质暗红，苔薄白，脉弦。入院后医生开具医嘱：中药泡洗，每日1次。

（二）评估

要素		评估要点	关键点及风险点
一般评估	一般资料	患者年龄38岁	无
	过敏史	无药物过敏史	有局部皮肤过敏及烫伤的风险，询问患者的用药史
	既往史	无	无
专科评估	全身情况	患者体质属气血虚弱、肝气虚损者，纳眠可	避风寒、慎起居、调情志
	专科情况	瘙痒，皮肤周围散在红疹，夜间瘙痒加重	1. 指导患者适当休息，勿用手用力抓挠 2. 理疗，经络舒通、气血调和、消肿止痒
专科评估	局部情况	皮肤完好，无瘢痕，无破损	1. 引起烫伤，小疱可自行吸收，较大者可经局部消毒后，用灭菌针头刺破水疱下缘，将液体挤干，外涂烫伤膏 2. 感染，护士必须掌握水疱的规范处理 3. 局部皮肤的过敏
心理社会与知信行评估	对此项操作的认知程度		护士应针对此项操作的目的、流程、效果进行宣教，悬挂防跌倒、防烫伤标识
	对疼痛的耐受程度		患者对疾病的认知程度

（三）计划

1.人

（1）护士：患者配合程度高，此项操作由考核合格的护士完成。

（2）患者：操作前需协助取舒适体位，注意保暖，保护患者隐私，暴露泡洗部位。同时告知患者关注泡洗后的感受，有无不适感。

2.机： 使用床帘遮挡，保护患者隐私。

3.料： 治疗盘、药液、盛放药液的容器、水温计。

4.法： 操作中严格落实患者身份识别与三查七对制度，核对泡洗部位，按操作流程执行。

5.环： 病室安静、整洁，注意关闭门窗，启用防跌倒、防烫伤警示标识，治疗单清晰并按相关规定执行签名。

6.测： 观察泡洗部位的情况，选择药液，根据不同部位按要求泡洗，药液偏凉时及时更换，询问患者有无不适。

（四）实施

见操作流程与评分标准。

（五）健康教育

1.告知患者及家属药物的作用、不良反应及泡洗所需要的时间。

2.泡洗过程注意室内避风，洗毕应及时擦干患处，防止受凉。泡洗时药液不宜过热，以免烫伤皮肤。泡洗后30分钟要注意保暖，避免吹风。泡洗会有微汗，机体会处于少许缺水状态，多喝水以防出汗过多导致虚脱。

3.坐浴时应在坐浴室进行，若在病室内坐浴，应注意遮挡患者。

4.老人、小儿泡洗时，更应随时询问患者的感觉，掌握药液的温度，并耐心协助泡洗，避免烫伤。

（六）提问

1.中药泡洗水温控制的范围为多少？

2.皮肤溃疡未愈合的伤口适合中药泡洗吗？

第五节　耳穴贴压技术

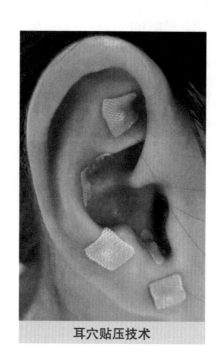

耳穴贴压技术

耳穴贴压技术是采用菜籽或王不留行刺激耳郭上相应的穴位或反应点，通过经络传导、穴位刺激有效调节脏腑和器官的功能活动，以达到防病治病目的的治疗方法。

一、护理目标

解除或缓解各种急、慢性疾病（如失眠、便秘、落枕、腰痛等）的临床症状。

二、操作重点步骤

1. 评估：患者当前主要症状、临床表现、既往史及有无感觉迟钝/障碍，实施耳穴贴压处的皮肤有无破损和炎症，以及心理状况、对疼痛的耐受程度，女性患者应询问生育史、有无流产史、当前是否妊娠。

2. 取穴：用探棒或耳穴电测仪查耳穴的阳性反应点，根据选穴原则确定穴位，做好标记。

3. 用具选择：贴压工具多采用丸类如王不留行、绿豆、白芥子、磁珠等。

4. 耳郭消毒：用 75% 乙醇由内向外、由上到下对耳郭进行消毒。

5.体位和进针：一般采取坐位，如精神紧张或年老体弱可采用卧位。贴压时，一手固定耳郭，另一手持弯钳贴压，贴压后固定耳穴贴，轻轻按压，以有热、麻、胀、痛感为宜。

6.按压强度：强刺激常用于病者体质强壮的急性病、实证、疲证、疼痛等，此法为泻法。轻刺激法用于体质较差的慢性病、虚证等，此法为补法。中等刺激又称平补平泻，是常用的刺激法。

7.疗程：间隔 3 ～ 5 天。急性病时两耳同用；慢性病时每次一侧耳郭，两耳交替使用。

8.告知：患者埋豆期间的注意事项，观察患者有无不适情况。

三、护理结局

1.患者 / 家属对操作的解释和操作表示理解和满意。

2.取穴准确，正确运用各种手法。

3.治疗过程安全，无意外情况发生。

4.能一定程度上缓解疾病症状，如颈、腰痛及失眠等得以改善。

5.影响疗效的因素包括穴位的选择，贴压的手法、强度，压豆的时间，患者的配合程度。

四、相关链接

1.埋豆：为使局部达到持续刺激，临床多采用菜籽、白芥子、王不留行、磁珠等物，附在耳穴部位，以小方块胶布固定，俗称"埋豆"。

2.耳穴贴压的注意事项

（1）耳穴贴压期间，患者总感觉到局部热、胀、麻、痛或感觉循经络放射传导，此为"得气"，应密切观察局部的皮肤情况。

（2）嘱患者局部皮肤不湿水，每 4 小时按压一次，以提高疗效。

（3）一般耳穴贴留 3 ～ 5 天，天气炎热、汗多可缩短时间。

（4）孕妇做耳穴贴压应用轻刺激手法，三角窝区、腹部等穴禁用，对习惯性流产孕妇则应慎用。

（5）贴豆后患者自行按摩，以按压为主，切勿揉搓，以免搓破皮肤造成感染。

3.耳穴贴压常见适应证的取穴

（1）头痛：取穴耳尖、神门、皮质下。阳明头痛（即以前额痛为主）配额、胃；少阳头痛（即以两颞部痛为主）配颞、交感、胆、外耳；太阳头痛（即以枕部痛为主）配枕、膀胱；厥阴头痛（即以头顶痛为主）配顶、肝；全头痛配额、颞、枕、顶、外耳。

（2）不寐：取穴神门、心、交感、皮质下、枕、脑干、神经衰弱区、神经衰弱点。

心脾两虚型配脾、小肠；肝郁气滞型配肝、三焦；心虚胆怯型配交感、胆；心肾不交型配心、肾；胃失和降型配交感、胃、脾。

不寐的辨证：①心脾两虚型：不寐多梦，睡而易醒，兼有心悸，健忘，体倦神疲，饮食无味纳少，面色少华，舌淡苔薄，脉细弱。②肝郁气滞型：少寐多梦，噩梦纷纭，兼有心烦易怒，胸胁胀满，或头痛，目赤，口苦，尿黄赤，舌红，苔黄，脉弦数。③心虚胆怯型：不寐多梦，兼有易惊，胆怯，不能独自安卧，舌淡，脉弦细。④心肾不交型：不寐，兼有心悸，头晕，耳鸣，五心烦热，口干咽燥，腰酸，或有梦遗，舌红，脉细数。⑤胃失和降型：不寐，脘闷嗳气，腹胀不舒，或大便不爽，胃脘胀痛，舌苔腻，脉沉滑。

（3）便秘：取穴大肠、直肠、便秘点、交感、三焦、脾、皮质下、肺、腹、内分泌。

（4）胃痛：胃、脾、交感、肾、肺、肝、神门、皮质下、三焦、胰、胆。

（5）痛经：子宫、卵巢、缘中、肾、肝、神门、交感。

（6）颈椎病：颈椎、神门、肾、内分泌、肝、脾、肩、肘、枕小神经点。

五、操作流程与评分标准

耳穴贴压技术操作流程

操作步骤	操作标准	要点及注意事项
核对： 1. 患者床号、姓名、住院号/ID号等 2. 医嘱、护嘱、耳穴	1. 核对患者准确无误 2. 核对医嘱正确	1. 使用2种以上身份识别方式 2. 医嘱双人核对
评估： 1. 患者当前主要症状、临床表现、既往史及有无感觉迟钝/障碍 2. 患者舌象、脉象、耳郭取穴部位的皮肤及二便情况 3. 患者的心理状况及对疼痛的耐受程度 4. 是否对酒精、胶布过敏，女性患者询问生育史、有无流产史、当前是否妊娠	评估全面、准确	耳部炎症、冻伤的部位以及习惯性流产的孕妇禁用
告知： 1. 操作目的及过程 2. 可能出现的不适、并发症及注意事项	患者/家属了解耳穴贴压的目的、方法并配合操作	局部会有热、麻、胀、痛感
准备： 1. 操作者：洗手，戴口罩 2. 环境：符合无菌技术操作条件，温度适合 3. 用物：耳穴贴、治疗盘、75%乙醇、穴位探棒、棉签、小弯钳、弯盘 4. 患者：取合理体位，昏迷、不配合的儿童请求家属协助摆放体位	1. 护士操作前着装符合要求 2. 用物准备齐全 3. 环境适宜 4. 患者体位舒适，适宜操作	

操作步骤	操作标准	要点及注意事项
实施： 1. 遵医嘱选择穴位：手持探棒自耳轮后上方由上而下在选区内找耳穴的敏感点 2. 消毒局部（穴位）皮肤：消毒范围视耳郭大小而定，消毒时自上而下、由内到外、从前到后 3. 一手固定耳郭，用耳穴贴固定在耳穴部位，酌情留置数日 4. 观察患者是否有疼痛等不适情况 5. 整理床单位，协助患者取舒适卧位，清理物品	1. 选择穴位正确 2. 消毒局部皮肤彻底 3. 耳穴贴在耳穴部位固定良好 4. 随时观察患者是否有疼痛等不适情况 5. 操作完毕后床单位整齐，患者卧位舒适，清理物品正确	1. 耳穴贴压期间患者总感觉到局部热、胀、麻、痛或感觉循经络放射传导，此为"得气"，应密切观察有无头晕等不适情况 2. 疲乏、饥饿、精神高度紧张者，高血压患者和动脉硬化患者，要适当休息，最好取平卧位，手法要轻 3. 对治疗扭伤及肢体活动障碍者，压豆后待耳郭充血具有发热感觉时，嘱患者适当活动患部，并配合患部按摩、艾条灸等，以提高疗效 4. 压豆期间，每隔4小时左右用手指按压压豆处，进行压迫刺激，局部皮肤不湿水，以加强疗效
健康教育： 1. 耳穴贴压期间，患者总感觉到局部热、胀、麻、痛或感觉循经络放射传导，此为"得气"，密切观察局部皮肤情况 2. 嘱患者局部皮肤不湿水，每4小时按压一次，以提高疗效 3. 一般耳穴贴压留3～5天，天气炎热、汗多可缩短时间 4. 压豆后患者自行按摩，以按压为主，切勿揉搓，以免搓破皮肤造成感染	患者/家属了解耳穴贴压的相关注意事项	
记录： 1. 患者一般情况和治疗局部的皮肤情况 2. 患者的反应及病情变化 3. 异常情况、处理措施及效果	正确记录并报告患者的异常情况	

耳穴贴压技术操作考核评分标准

科室：　　　　　被考核人：　　　　　主考老师：　　　　　考核日期：

操作标准	分值	评分要求	扣分原因	得分
1. 核对患者准确无误（3分） 2. 核对医嘱正确（2分）	5	核对不全每项扣1分，最高扣5分		
1. 评估患者当前主要症状，既往史，酒精、胶布过敏史，凝血功能，有无感觉迟钝/障碍（5分） 2. 患者舌象、脉象及耳部取穴部位的皮肤情况（5分） 3. 患者的心理状况、对疼痛的耐受程度及二便情况（3分） 4. 女性患者的生育史，有无流产史，当前是否妊娠（2分）	15	评估不准确或漏评估一项扣1分		
患者/家属了解耳穴贴压的目的、方法并配合操作，无菌观念强	10	患者/家属不了解每项扣1分		
1. 护士操作前着装符合要求，洗手，戴口罩（2分） 2. 用物准备齐全：耳穴贴、治疗盘、75%乙醇、穴位探棒、棉签、小弯钳、弯盘（10分） 3. 环境适宜，患者取舒适体位操作（3分）	15	1. 不合格每项扣1分 2. 用物缺一扣1分，最高扣10分		
1. 选择穴位正确（5分） 2. 局部消毒皮肤严格（5分） 3. 耳穴贴在耳穴部位固定良好（5分） 4. 随时观察患者是否有疼痛等不适情况（5分） 5. 操作完毕后床单位整齐，患者卧位舒适，清理物品正确，洗手，记录（5分）	25	不合格每项扣1分		
患者了解耳穴贴压的感受、贴压后的按摩方法、按压频率、按压时间、保留时间、注意事项等	10	不掌握每项扣2分		
案例分析准确，中医健康宣教全面	10			
正确记录贴压后的异常情况	3			
操作者仪表端庄，服装整洁	2			
操作者表情自然，语言亲切、通俗易懂，能完整体现护理要求	5			

总分：

六、操作案例

（一）案例

包某，女，40岁，中医诊断"经期延长"，西医诊断"子宫切口憩室?"，主诉"月经持续时间延长5年"。体格检查：T 36.2℃，P 80次/分，R 19次/分，BP 119/81mmHg，患者平素月经尚规律，近5年来月经时间延长，妇科彩超示子宫前壁切口无回声区大小为5mm×3mm，考虑切口憩室。为求进一步手术治疗，由门诊拟"子宫切口憩室"收入院。入院症见：患者神清，精神可，无发热恶寒，无头痛，无恶心呕吐，无腹痛腹泻，胃纳可，睡眠可，二便调。入院完善相关检查，拟择期行宫腹腔镜联合探查术。医生开具术前临时医嘱：耳穴贴压，单耳，每3日1次。

（二）评估

要素		评估要点	关键点及风险点
一般评估	一般资料	患者年龄40岁	无
	过敏史	无药物、食物过敏史	无胶布过敏史
	既往史	无	无
专科评估	全身情况	患者一般情况良好	避风寒、慎起居、清淡饮食，注意保持情绪舒畅，注意休息
	专科情况	婚育史：已婚，G3P2A1，无生育要求	注意阴道流血情况
	局部情况	1. 选择耳穴穴位 2. 皮肤完好	1. 应密切观察局部皮肤情况 2. 局部皮肤不湿水，每4小时按压一次 3. 以按压为主，切勿揉搓，以免搓破皮肤造成感染
心理社会与知信行评估		对此项操作的认知程度	护士应针对此项操作的目的、流程、效果进行宣教
		对疼痛的耐受程度	患者对疾病的认知程度

（三）计划

1. 人

（1）护士：患者配合程度高，此项操作由考核合格的护士完成。

（2）患者：操作前需协助坐位，同时告知患者相关的感受、疼痛的程度。

2. 机： 为有需要的患者使用床帘遮挡保护隐私。

3. 料： 针刺工具多采用皮内针，贴压工具多采用丸类如王不留行、绿豆、白芥子、磁珠等。

4. 法： 操作中严格落实患者身份识别，遵循耳穴贴压操作流程。

5. 环： 病室安静、整洁，治疗单清晰并按相关规定执行签名。

6. 测： 观察耳穴贴压部位情况，有无皮肤破损等不良反应。

（四）实施

见操作流程与评分标准。

（五）健康教育

1. 告知患者及家属耳穴贴压的作用、不良反应，如局部发红，应及时处理。

2. 贴压期间，每隔 4 小时用手指压贴籽处，进行按压刺激，以提高疗效。

3. 一般耳穴贴压留 3 ～ 5 天，如天气炎热、汗多，可缩短贴留时间。

（六）提问

1. 患者耳穴贴压部位出现红肿应如何处理？

2. 耳穴贴压多长时间需左右耳交替更换治疗？

第六节　拔罐技术

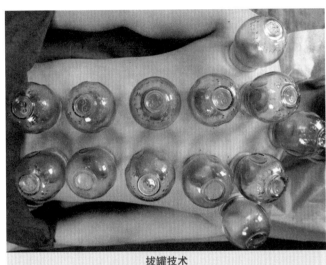

拔罐技术

拔罐技术是以罐为工具，利用燃烧、挤压、抽气等方法排除罐内空气，形成负压，使罐吸附于体表特定部位，形成局部充血或瘀血现象，通过温经通络、行气活血、散寒祛风、消肿止痛等作用从而达到防病治病、祛除病痛的一种操作手法。

一、护理目标

缓解因风寒湿痹而致的腰背酸痛、虚寒性咳喘等症状，也可用于疮疡及毒蛇咬伤的急救排毒等。

二、操作重点步骤

1. 评估患者的意识、年龄、活动能力、疾病、感觉有无迟钝 / 障碍及局部皮肤情况。

2. 告知患者及家属操作目的、方法、可能出现的不适、并发症、注意事项。

3. 注意保护患者隐私。

4. 正确使用火罐，防止烫伤、晕罐的发生。

5. 在整个治疗过程中密切监测，处理异常情况。

三、护理结局

1. 患者及家属对所给的解释和护理表示满意。

2. 操作过程安全。

3. 达到预期治疗效果或无效治疗方案得到及时调整。

4. 治疗效果、异常情况及时得到观察、反馈和记录。

四、意外情况的预防及处理

（一）水疱

发生原因：火罐吸附时间过久，负压过大；罐口温度过高，直接灼伤皮肤。

临床表现：局部皮肤疼痛，出现水疱。

预防和处理：根据患者的年龄、身体状况，选择拔罐的时间，一般为 5 ~ 10 分钟；酒精棉球不可触碰罐口，火焰不可烧灼罐口。当局部出现小水疱，可不必处理，可自行吸收；如水疱较大，消毒局部皮肤后，再用注射器吸出液体，保持干燥，必要时覆盖消毒敷料。

（二）晕罐

发生原因：患者体质虚弱、精神紧张、饥饿、大汗、大泻、大出血后、体位不当。

临床表现：突然出现精神疲倦、头晕目眩、面色苍白、恶心呕吐、多汗心慌、四肢发凉、血压下降，或瞬间意识丧失。

预防和处理：操作前告知患者注意事项，取得其配合，并形成一定的心理准备；饥饿患者在拔罐前适当进食；过度疲劳者，应休息至体力基本恢复。出现晕罐，应迅速拔去所有的罐，置患者于空气流通处平卧，抬高双腿，松解衣裤，注意保暖，给予温水或糖水。

五、相关链接

拔罐技术常见适应证及配穴如下：

1. 腰痛

肾俞：第 2 腰椎棘突下旁开 1.5 寸。

2. 风寒感冒

大杼：第 1 胸椎棘突下，旁开 1.5 寸。

肺俞：第 3 胸椎棘突下，旁开 1.5 寸。

3. 癃闭

关元：下腹部，前正中线上，脐中下 3 寸。

水道：下腹部，当脐中下 3 寸，距前正中线 2 寸。

六、操作流程与评分标准

拔罐技术操作流程

操作步骤	操作标准	要点及注意事项
核对： 1. 患者床号、姓名、住院号 /ID 号等 2. 医嘱、护嘱、拔罐部位	1. 核对患者准确无误 2. 核对医嘱正确	1. 使用 2 种以上身份识别方式 2. 医嘱双人核对
评估： 1. 患者病情、年龄、意识、既往史、过敏史、舌象、脉象、活动能力、二便情况、有无感觉迟钝 / 障碍，女性患者是否在经期、孕期等 2. 患者凝血功能及拔罐处皮肤情况 3. 患者心理状态及对疼痛的耐受程度 4. 周围环境	1. 准确、全面评估患者全身情况及局部皮肤情况 2. 正确选择合适的火罐	1. 高热、极度消瘦、皮肤溃疡、水肿、骨突、大血管处，以及孕妇的腹部、腰骶部均不宜拔罐 2. 年老体弱者拔罐应专人守候，拔罐时间不可过长 3. 有出血倾向疾病者禁止拔罐
告知： 1. 操作目的、方法及必要的配合 2. 操作过程中可能出现的不适、并发症及注意事项	患者理解并配合操作	1. 嘱患者如有不适立即告知 2. 拔罐后出现的罐印为正常现象，数日后可自行消失，勿紧张 3. 治疗过程中局部可能出现水疱
准备： 1. 物品准备：治疗盘、火罐、灭火罐、血管钳、火机、酒精灯、纱布块、污物缸、95% 乙醇棉球、烧伤膏、大毛巾、棉签，必要时备屏风 2. 患者准备：按穴位取舒适体位，松开衣着，暴露拔罐部位，注意保暖	1. 室温适宜 2. 用物准备正确、齐全 3. 患者卧位正确舒适	1. 室温：22℃以上 2. 注意保护患者隐私 3. 采取合理体位，选择肌肉丰满的部位，骨骼凹凸不平和毛发较多处不宜拔罐
实施： 1. 定穴：核对拔罐部位及穴位、拔罐方法 2. 拔罐：检查罐口及罐体有无破损，一手以血管钳夹 95% 乙醇棉球，（湿度以不滴酒精为宜）点燃，另一手持火罐，在治疗部位上方将燃烧的乙醇棉球伸入罐内中下端，绕 1 ～ 2 周后迅速移开棉球，立即将罐口按扣在所选部位（穴位）上，吸牢后撒手，将乙醇棉球置灭火罐内灭火，留罐 10 分钟	1. 操作前检查罐口是否光滑，有无裂痕 2. 注意保暖及保护隐私 3. 防止烫伤 4. 严密观察局部皮肤反应并询问患者的感受 5. 患者体位安全、舒适	1. 拔罐时动作要稳、准、快 2. 起罐时切勿强拉 3. 留罐时询问患者的感受，防止晕罐 4. 操作时火罐勿在患者身体上方，防止烫伤

续表

操作步骤	操作标准	要点及注意事项
3. 观察：上下左右推动罐体以检查火罐吸附情况，询问患者是否有痛、烫或过紧，如有以上情况应立即起罐。拔罐以局部皮肤呈红紫色为度。留罐期间注意保暖 4. 起罐：一手扶持罐体，另一手以拇指按压近罐口处皮肤，使空气进入罐内即可起罐（对光检查火罐有无裂痕）。如拔罐部位有水渍，用纱布块蘸干。告知患者如有不适立即告知		
整理： 协助患者整理衣着，安排舒适体位，询问患者疗效，整理床单位，整理用物，归还原位，洗手	1. 患者体位安全，拔罐后无不适，床单元整洁 2. 物品处理符合要求	
记录： 1. 床号、姓名、拔罐时间、拔罐部位或穴位、拔罐方法、拔罐处皮肤情况、患者反应并签名 2. 异常情况、处理措施及效果	记录及时准确，有效果评价	

拔罐技术操作考核评分标准

科室：　　　　　被考核人：　　　　　主考老师：　　　　　考核日期：

操作标准	分值	评分要求	扣分原因	得分
1. 核对患者准确无误（3分） 2. 核对医嘱正确（2分）	5	核对不全每项扣1分，最高扣5分		
1. 评估患者当前主要症状、既往病史、凝血功能、皮肤冷热敏感情况（5分） 2. 评估舌象、脉象及拔罐部位皮肤情况（5分） 3. 评估痛觉情况、心理状态及二便情况（5分）	15	评估不准确或漏评估一项扣1分		
患者/家属了解拔罐的目的、方法并配合操作	10	患者/家属不了解一项扣1分		
1. 护士操作前着装符合要求，洗手，戴口罩，戴手套（2分） 3. 物品准备：治疗盘、火罐、检查罐口有无损坏、血管钳、火机、酒精灯、纱布块、污物缸、95％乙醇棉球、烧伤膏、大毛巾、棉签（10分） 3. 环境适宜，体位舒适合理，暴露拔罐部位，保暖（3分）	15	1. 不合格每项扣1分 2. 用物缺一扣1分，最高扣10分		

操作标准	分值	评分要求	扣分原因	得分
1. 乙醇棉球干湿适当（2分） 2. 点燃的明火在罐内中下段环绕，未烧罐口（3分） 3. 准确扣在已经选定的部位，罐内形成负压，吸附力适当，安全熄火，将乙醇棉球置灭火罐内灭火（10分） 4. 随时检查火罐的吸附情况，局部皮肤红紫的程度，皮肤有无烫伤或水疱；留罐时间10分钟，询问患者的感受，告知注意事项（10分） 5. 起罐方法正确（5分）	30	不合格每项扣1分		
1. 整理床单位，合理安排体位（5分） 2. 清理用物，归还原处，火罐处理符合要求，洗手，记录（5分）	10	不合格每项扣1分		
案例分析准确，中医健康宣教全面	10			
操作者表情自然，语言亲切、通俗易懂，能完整体现护理要求	5			

总分：

七、操作案例

（一）案例

张某，男，30岁，搬抬重物后，第二天肩背部疼痛，耸肩、肩膀活动时疼痛加剧，诊断为"肌肉拉伤"。体格检查：T 36.0℃，P 82次/分，R 20次/分，BP 120/85mmHg，患者精神好，肩背部酸痛，肩膀活动受限，肩胛骨活动及低头时疼痛加重，大小便正常。舌质淡，苔薄白。入院后医生开具医嘱：于天宗、肩贞、肩井、大椎、阿是穴拔罐。

（二）评估

要素		评估要点	关键点及风险点
一般评估	一般资料	患者年龄30岁	无
	过敏史	无药物过敏史，对酒精无过敏史	有局部皮肤过敏及烫伤的风险，询问患者的用药史
	既往史	出血性疾病	无

续表

要素		评估要点	关键点及风险点
专科评估	全身情况	患者肩背部疼痛，活动不利，活动时患侧疼痛加剧	1. 关注疼痛的程度 2. 防跌倒
	专科情况	瘀滞证	1. 指导患者活动时幅度不可过大 2. 指导患者自我按摩的方法，理气止痛
	局部情况	皮肤完好，无瘢痕，无破损	1. 引起烫伤，小疱可自行吸收，大者可经局部消毒后，用灭菌针头刺破水疱下缘，将液体挤干，外涂烫伤膏 2. 感染，护士必须掌握水疱的规范处理 3. 局部皮肤的过敏
心理社会与知信行评估		对此项操作的认知程度	护士应针对此项操作的目的、流程、效果进行宣教
		对疼痛的耐受程度	患者对疾病的认知程度

（三）计划

1. 人

（1）护士：患者配合程度高，此项操作由考核合格的护士完成。

（2）患者：操作前需协助取俯卧位，注意保暖，保护患者隐私，拔火罐选择相应穴位，并根据患者的疼痛部位选择。同时告知患者拔罐后注意保暖。

2. 机：使用床帘遮挡，保护患者隐私。

3. 料：治疗盘、火罐、灭火罐、血管钳、火机、酒精灯、纱布块、污物缸、95%乙醇棉球、烧伤膏、大毛巾，棉签及无菌纱块包装完好且在有效期内，消毒用物在有效期内。

4. 法：操作中严格落实患者身份识别与三查七对制度，遵循无菌操作原则及穴位拔罐操作流程。

5. 环：病室安静、整洁，注意关闭门窗，启用防跌倒、防烫伤警示标识，治疗单清晰并按相关规定执行签名。

6. 测：观察拔罐部位情况，有无罐口松脱及患者出现晕罐现象。

（四）实施

见操作流程与评分标准。

（五）健康教育

1. 告知患者及家属拔火罐的作用、不良反应及拔罐所需要的时间。

2. 告知患者在拔火罐时减少活动，以免引起脱落，拔罐时间以 5 ～ 10 分钟为宜。

3. 拔罐后要注意保暖，4 ～ 6 小时内暂时不要洗澡，洗澡时注意水温。

4. 拔罐后出现的罐印约一周后会自行消失。

（六）提问

1. 操作中如何避免烫伤？

2. 操作中，如出现晕罐该如何处理？

第七节　经穴推拿技术

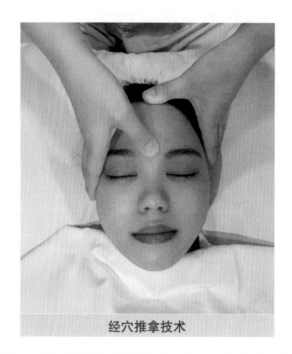

经穴推拿技术

经穴推拿技术是在中医基础理论的指导下，运用手法作用于人体穴位，通过局部刺激，疏通经络，调动机体抗病能力，从而达到防病治病、保健强身目的的治疗方法。

一、护理目标

通过按摩，缓解、治疗各种急慢性疾病的临床症状，如头痛、肩颈痛、腰腿痛、痛经以及失眠、便秘等。

二、重点步骤

1. 评估患者性别、年龄、诊断、疼痛的部位、引起疼痛的原因、对疼痛的耐受程度，根据医嘱确定按摩的手法、力度、频率等。

2. 根据医嘱选用适宜的手法和作用力进行按摩。

常用的按摩手法有按法、摩法、推法、拿法、揉法、捏法、颤法、打法、滚法等。

作用力是指按摩手法轻重不同所起到的局部的作用及患者的感觉舒适度，有均匀、柔和、深透、有力、持久，小儿还应遵循轻重适宜、轻而不浮、快而重实、重而不板等原则。

3. 按摩时间，一般宜在患者感觉疼痛难忍时施术；若急性损伤有皮下出血者则应在伤后 24 ～ 48 小时后才能按摩治疗。给患者施术时选择 2 ～ 3 个穴位，每个穴位 3 ～ 5 分钟，以局部穴位透热为度。穴位按摩可以 1 ～ 2 次 / 日。根据患者的病情可以选择每日按摩或隔日按摩。

三、护理结局

1. 患者及家属对所给的解释和操作表示满意。

2. 操作过程安全，方法正确熟练。

3. 达到预期治疗效果或无效治疗方案得到及时调整。

4. 治疗效果、异常情况及时得到观察、反馈和记录。

四、意外情况的预防及处理

治疗部位出现酸痛不适。

发生原因：按摩手法过重。

临床表现：局部皮肤发红、疼痛。

预防及处理：①掌握患者对力度的耐受力。②做好操作前的放松。③随时观察按摩部位的皮肤情况。④合理使用润肤油。

五、相关链接

1. 经穴推拿的适应证

（1）骨外科疾病：颈椎病、落枕、斜颈、腰椎间盘突出症、肩周炎、急性腰扭伤、四肢关节伤筋、软组织损伤等。

（2）普外科疾病：术后肠粘连、胆囊炎、慢性前列腺炎、慢性阑尾炎、下肢静脉曲张、乳痈等。

（3）内科疾病：胃脘痛、失眠、头痛、感冒、久泻、中风后遗症、尿潴留等。

（4）妇科疾病：月经失调、痛经、闭经、慢性盆腔炎、产后耻骨联合分离症等。

（5）儿科疾病：小儿发热、腹泻、疳积、惊风、便秘、脱肛、肠套叠、哮喘、遗尿、夜啼、小儿麻痹后遗症。

（6）五官科疾病：鼻炎、耳聋、耳鸣、斜视、近视等。

2. 经穴推拿的禁忌证

（1）未确诊的急性脊柱损伤。

（2）各种骨折、骨质疏松、骨结核。

（3）严重心、脑、肺疾病，各种出血性疾病。

（4）烧伤、烫伤、皮肤破损及瘢痕等部位。

（5）各种急性传染病。

（6）妇女月经期、孕妇腰腹部。

（7）各种恶性肿瘤局部。

（8）各种感染性、化脓性疾病和结核性疾病。

五、操作流程与评分标准

经穴推拿技术操作流程

操作步骤	操作标准	要点及注意事项
核对： 1.患者床号、姓名、住院号/ID号等 2.医嘱、护嘱、穴位	1.核对患者准确无误 2.核对医嘱/护嘱正确	1.使用2种以上身份识别方式 2.医嘱双人核对
评估： 1.皮肤黏膜是否完整，有无破损、瘢痕、出血性疾病等 2.评估患者当前的主要症状、临床表现、既往史、心理状况、舌象、脉象、二便等 3.操作前环境适宜，温度适宜	评估全面，无遗漏	严格掌握按摩的适应证与禁忌证
告知： 穴位按摩的目的、方法及配合事项	患者/家属了解穴位按摩的目的、方法及配合事项	1.通过按摩可缓解疾病的临床症状，达到保健强身的目的 2.按摩时局部会出现酸痛的感觉，如有不适，及时告知
准备： 1.操作者：洗手，戴口罩，修剪指甲 2.用物：治疗盘、治疗巾、枕头、一次性梳子，必要时备屏风及润滑油 3.患者：合理体位，松开衣服，暴露穴位按摩部位	1.护士操作前着装符合要求 2.用物准备齐全 3.环境适宜操作	1.必要时准备舒适衣物 2皮肤干燥者于润肤露宜外涂抹 3.皮肤破损，有出血点者不宜按摩
实施： 1.再次核对，确认按摩部位及方法 2.排空膀胱 3.根据患者的症状、发病部位、年龄及耐受性，选用适宜的手法和刺激强度进行按摩	1.再次核对、确认按摩部位及方法 2.按摩前排空膀胱 3.根据患者的症状、发病部位、年龄及耐受性，选用手法和刺激强度适宜	1.告之按摩时穴位部位出现得气的感觉 2.禁用暴力，手法衔接流畅，时间安排合理。取穴准确，所选穴位与疾病相符

续表

操作步骤	操作标准	要点及注意事项
4. 随时观察患者的反应及主诉，若有不适，应及时调整手法、力度或停止操作，以防发生意外 5. 给患者施术时选择2～3个穴位，每个穴位3～5分钟，以局部穴位透热为度 6. 按摩完毕，协助患者穿衣，安排舒适体位，整理床单位	4. 观察患者的反应及主诉及时，若有不适，能及时调整手法、力度或停止操作 5. 给患者施术时选择2～3个穴位，每个穴位3～5分钟，以局部穴位透热为度 6. 按摩完毕，协助患者穿衣，安排舒适体位，整理床单位	3. 按摩时间，一般宜在患者感觉疼痛难忍时施术；若急性损伤有皮下出血者则应在伤后24～48小时后才能按摩治疗。穴位按摩可以1～2次/日。根据患者的病情可以选择每日按摩或隔日按摩
记录： 患者一般情况、局部皮肤、按摩后的效果、异常情况、处理措施及效果	正确记录并报告患者按摩时的情况	

经穴推拿技术操作考核评分标准

科室：　　　被考核人：　　　主考老师：　　　考核日期：

操作标准	分值	评分要求	扣分原因	得分
1. 核对患者准确无误（3分） 2. 核对医嘱正确（2分）	5	核对不全每项扣1分，最高扣5分		
1. 全面评估皮肤黏膜是否完整，有无破损、出血、瘢痕等（5分） 2. 全面评估当前主要症状、临床表现、既往史、心理状况、舌象、脉象及二便等（5分）	10	评估不准确或漏评估一项扣1分		
患者/家属了解穴位按摩的目的、方法及配合事项	10	患者/家属不了解一项扣1分		
1. 护士操作前着装符合要求，洗手，戴口罩（3分） 2. 用物准备齐全：治疗巾、枕头、一次性梳子，必要时备屏风及润滑油（10分） 3. 环境适宜，患者卧位舒适，适宜操作（2分）	15	1. 不合格每项扣1分 2. 用物缺一扣1分，最高扣10分		
1. 再次核对、确认按摩部位及方法（3分） 2. 按摩前排空膀胱（2分） 3. 根据患者的症状、发病部位、年龄及耐受性，选用手法和刺激强度适宜（10分） 4. 观察患者的反应及主诉及时，若有不适，能及时调整手法、力度或停止操作（5分）	35	不合格每项扣1分		

续表

操作标准	分值	评分要求	扣分原因	得分
5.给患者施术时正确选择 2～3 个穴位，每个穴位 3～5 分钟，以局部穴位透热为度（10分） 6.按摩完毕，协助患者穿衣，安排舒适体位，整理床单位，洗手，记录（5分）				
案例分析准确，中医健康宣教全面	10			
操作熟练，手法持久、有力、均匀、柔和、深透。	10			
操作者语言亲切、通俗易懂，能完整体现护理要求	5			

总分：

七、操作案例

（一）案例

张某，女，30 岁，中医诊断"头痛"，主诉"反复头痛 2 年伴随头晕加重 1 天"。体格检查：T 36.2℃，P 73 次 / 分，R 18 次 / 分，BP 121/70mmHg，患者神倦，头晕，头痛，纳差，舌质淡白，脉弦细弱。入院后医生开具医嘱：经穴推拿百会、攒竹、丝竹空、太阳、印堂、头维、风池、风府、鱼腰、上星。

（二）评估

要素		评估要点	关键点及风险点
一般评估	一般资料	患者年龄 30 岁	无
	过敏史	无	无
	既往史	无	无
专科评估	全身情况	患者神倦、纳差	1.卧床休息，防跌倒 2.指导患者饮食忌生冷、油腻、刺激性食物 3.指导患者腹部按摩的方法
	专科情况	头晕、头痛	1.避风寒、慎起居、畅情志 2.指导患者进食健脾补气血的饮食 3.关注疼痛的情况
	局部情况	局部皮肤完好，无瘢痕，无破损	治疗后局部皮肤会微微发红

要素	评估要点	关键点及风险点
心理社会与知信行评估	对此项操作的认知程度	护士应针对此项操作的目的、流程、效果进行宣教
	对头痛的耐受程度	患者对疾病的认知程度

（三）计划

1.人

（1）护士：患者配合程度高，此项操作由考核合格的护士完成。

（2）患者：操作前需协助取平卧位或坐位。注意保暖，保护患者隐私，按摩的部位选择百会、攒竹、丝竹空、太阳、印堂、头维、风池、风府、鱼腰、上星。

2.机：使用床帘遮挡，保护患者隐私。

3.料：治疗巾在有效期内，必要时备介质（甘油、润肤露、水）。

4.法：操作中严格落实患者身份识别与三查七对制度，遵循穴位按摩操作流程。

5.环：病室安静、整洁，注意关闭门窗，防风寒，治疗单清晰并按相关规定执行签名。

6.测：观察按摩部位的皮肤情况。

（四）实施

见操作流程与评分标准。

（五）健康教育

1.头痛急性发作期宜卧床休息，避免劳累或用脑过度，保证充足睡眠。

2.病室保持安静，避免噪音等不良刺激。空气新鲜，但应避免直接吹对流风。

3.头部注意保暖，可戴帽子，或扎围巾以减轻头痛。

4.用风油精或清凉油按摩太阳、印堂、头维、风池可减轻疼痛。

（六）提问

1.头部按摩过程中应注意什么问题？

2.按摩力度该如何掌握？

第八节　刮痧技术

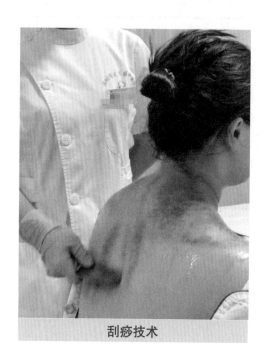

刮痧技术

刮痧技术是在中医经络腧穴理论的指导下，应用边缘钝滑的器具，如牛角刮板、砭石类、瓷匙等物，蘸上刮痧油或润滑剂等介质，在患者体表一定部位反复刮动，使局部皮下出现瘀斑，通过疏通腠理、逐邪外出、疏通经络，达到防治疾病的一种中医外治技术。

一、护理目标

1.通过刮痧，起到解表祛邪、开窍醒脑、疏通理、行气活血、祛湿化浊、调整阴阳平衡、提高抗病能力的作用。

2.缓解或解除外感湿邪所致的高热头痛、恶心呕吐、腹痛腹泻等症状。

3.缓解或解除绞肠痛、中暑、瘟疫、感冒、食物中毒等症。

二、操作重点步骤

1.评估患者的临床表现、既往史、对疼痛的耐受程度及心理状况、有无感觉迟钝／障碍、实施刮痧处的皮肤情况，女性在经、带、胎、产期不宜此操作。

2.选择合适的刮具，刮痧常用工具有牛羊角、砭石、汤匙、铜钱、硬币、瓷器片、嫩竹板等。检查刮具边缘，确定光滑无缺损，以免划伤皮肤。

3.根据患者的症状选择合适的部位，常用的刮痧部位有头部（印堂、太阳、鼻梁处）、颈项部（后项、颈部两侧）、胸部（肋间隙、胸骨中线）、肩背部（两肩、脊柱两旁）及四肢部等。暴露刮痧部位，铺治疗巾或垫纸巾，冬季要注意保暖，必要时用屏风遮挡。

4.协助患者取合适体位，暴露刮痧部位，注意保护隐私及保暖。常用的刮痧体位：胸腹、下肢内侧及前侧部多选用仰卧位或仰靠坐位；头部、颈部、背部、上肢和下肢外侧部多选用俯卧位、伏坐位、坐位。

5.操作方法：单手持刮具，将刮痧板放置于掌心，用拇指和食指、中指夹住刮痧板，无名指、小指紧贴刮痧板边角，固定刮痧板防止滑动。蘸水、油或药液，在选定的部位刮擦皮肤，始终保持刮痧板与皮肤夹角约45°。刮痧顺序一般为从上至下，由内向外，单一方向，勿来回刮动。刮痧时用力要均匀，由轻到重，以患者能耐受为度。一般刮至皮肤出现红紫为度，或出现粟粒状、丘疹样斑点等形态变化，并伴有局部热感或轻微疼痛。

6.操作过程中，应保持刮痧板的湿润，刮擦数次后，操作者感觉刮具涩滞时，须及时蘸取润滑油再刮，以免刮破皮肤，每个部位一般刮20次左右。

7.随时询问患者有无不适，观察病情及局部皮肤的颜色变化，以便调节手法和力度。

8.刮痧过程中如见冷汗不止、脉象沉浮、吐泻不止等情况，应停止刮痧，并及时抢救，防止发生意外。

9.操作完毕，清洁局部皮肤或用手掌按摩，协助患者穿衣并安置舒适体位。

10.记录患者的一般情况和刮痧局部的皮肤情况，异常情况的处理措施及效果。

三、护理结局

1.患者及家属对操作前告知和操作表示满意。

2.操作过程安全，方法正确熟练，无意外情况发生。

3.高热头痛、恶心呕吐、腹痛腹泻等症状得一定的缓解。

4.能有效缓解或解除绞肠痧、中暑、瘟疫、感冒、食物中毒等急症。

四、意外情况的预防及处理

晕刮

临床表现：头晕，面色苍白，心慌，出冷汗，四肢发冷，恶心欲吐等。

预防：空腹、过度疲劳者忌刮；低血压、低血糖、过度虚弱和神经紧张、对疼痛敏感者轻刮。

处理：立刻停止刮痧，取平卧位；协助患者饮温开水或糖水，立刻通知医生，配合处理。

五、相关链接

1. 常用的刮痧手法包括轻刮法、重刮法、快刮法、慢刮法、直线刮法、弧线刮法、摩擦法、梳刮法、点压法、按揉法、角刮法、边刮法。

2. 砭石刮痧法是用边缘钝滑的砭石作工具进行刮痧，砭石具有特殊的能量场，直接或间接接触人体均可以改善人体微循环，起到活血化瘀、治疗疾病的作用。

3. 使用砭板作为治疗工具时，在患者体表的固定部位反复刮动，刺激经络，能起到疏风散寒、温通气血、舒筋通络、化瘀止痛的功效。砭石刮痧并不要求出痧，就能达到较好的疏通经络、排宣热毒的作用；由于砭石质地光滑细腻，作用于人体有非常舒服的感觉，不需要润滑油等介质，隔一层棉织物作用于人体，皮肤不会有不适的反应。

六、操作流程与评分标准

刮痧技术操作流程

操作步骤	操作标准	要点及注意事项
核对： 1. 患者床号、姓名、年龄、住院号/ID号等 2. 医嘱、护嘱、刮痧部位	1. 核对患者准确无误 2. 核对医嘱/护嘱正确	1. 使用2种以上身份识别方式 2. 医嘱双人核对
评估： 1. 患者症状、既往史、意识、活动能力、凝血功能、有无感觉迟钝/障碍，女性患者询问经、带、胎、产情况 2. 患者舌象、脉象及实施刮痧处的皮肤情况 3. 患者的心理状况、对疼痛的耐受程度及二便情况	1. 评估全面，无遗漏 2. 禁忌证正确掌握	禁忌： 1. 体形过于消瘦者、局部皮肤有病变者 2. 有严重的心脑血管疾病、肝肾功能不全、全身浮肿者，以及孕妇的腹部、腰骶部 3. 眼睛、口唇、舌体、耳孔、鼻孔、乳头、肚脐、前后二阴等部位 4. 急性扭伤、创伤的疼痛部位或骨折部位 5. 有接触性皮肤传染病者 6. 有出血倾向者（如糖尿病晚期、严重贫血、白血病、再生障碍性贫血和血小板减少） 7. 过度饥饱、过度疲劳、醉酒者，不可用力大面积刮痧 8. 小儿囟门未闭合时头部禁刮

操作步骤	操作标准	要点及注意事项
告知: 1.操作目的及过程,指导患者配合 2.可能出现的不适、并发症及注意事项等	患者/家属了解刮痧目的、方法及配合事项	根据患者的文化程度通俗易懂地告知
准备: 1.操作者:洗手,戴口罩 2.环境:安静整洁,温度适宜 3.物品准备:治疗盘、刮痧板(牛角类、砭石类等刮板或匙)、纱布、治疗巾、棉签、治疗碗、清水、刮痧油,必要时备浴巾、屏风等 4.患者准备:取合理体位,暴露刮痧部位,注意保暖	1.护士操作前着装符合要求 2.用物准备齐全 3.环境适宜操作 4.患者体位舒适,暴露部位,保暖 5.治疗碗内盛少量清水或刮痧油	检查刮具边缘有无缺损
实施: 1.根据医嘱确定体位及暴露刮痧部位,铺治疗巾 2.检查刮具,蘸湿刮具,刮痧板与皮肤保持45°夹角、从上至下单一方向进行刮擦,如皮肤干涩,随时蘸取润滑油再刮,直至皮肤红紫,禁用暴力,以免发生皮损 3.刮痧过程中随时询问患者有无不适,观察病情及局部皮肤颜色变化,调节手法力度 4.刮痧完毕,清洁局部皮肤	1.再次核对,明确刮治部位 2.刮治手法运用正确,刮治方向符合要求 3.刮至局部皮肤出现发红或红紫色痧点,治疗时间合理 4.观察局部皮肤及病情变化,询问患者有无不适 5.整理床单位,取舒适体位 6.处理用物,洗手	1.保持空气新鲜,注意保暖,以防复感风寒而加重病情 2.操作中用力要均匀,勿损伤皮肤,忌来回刮 3.随时观察病情,发现异常应立即停止,协助患者取平卧位。报告医生,配合处理 4.嘱患者刮痧后保持情绪稳定,饮食宜清淡,忌食生冷油腻之品 5.刮痧后30分钟内忌洗冷水澡,冬天应避免感受风寒,夏天避免空调风扇直吹刮痧部位;两次刮痧间隔以痧退为标准 6.出痧后注意休息,饮用一杯温水 7.使用过的刮具,应清洁消毒后备用
记录: 1.患者的一般情况和刮痧局部皮肤情况 2.刮痧时间 3.患者的反应及病情变化 4.异常情况、处理措施及效果	按要求记录并签名	

刮痧技术操作考核评分标准

科室： 被考核人： 主考老师： 考核日期：

操作标准	分值	评分要求	扣分原因	得分
1. 核对患者准确无误（3分） 2. 核对医嘱正确（2分）	5	核对不全每项扣1分，最高扣5分		
1. 评估全面患者病情、活动能力、既往史、凝血功能、有无感觉迟钝／障碍，女性患者询问经、带、胎、产（5分） 2. 患者舌象、脉象及实施刮痧处的皮肤情况（5分） 3. 患者的心理状况、对疼痛的耐受程度及二便情况（5分）	15	评估不准确或漏评估一项扣1分		
患者／家属了解刮痧的目的、方法及配合事项	10	患者／家属不了解一项扣1分		
1. 护士操作前着装符合要求，洗手，戴口罩（2分） 2. 用物准备齐全：刮具、纱布、治疗巾、治疗碗内盛少量清水或刮痧油、棉签，必要时备浴巾、屏风（10分） 3. 环境适宜操作，患者体位舒适、暴露部位，注意保暖（3分）	15	1. 不合格每项扣1分 2. 用物缺一扣1分，最高扣10分		
1. 确定刮治部位（5分） 2. 刮治手法运用正确，刮治方向符合要求（10分） 3. 刮至局部皮肤出现发红或红紫色痧点，刮治时间合理（5分） 4. 观察局部皮肤及病情变化，询问患者有无不适（5分） 5. 整理床单位，协助患者取舒适体位（2分） 6. 清理用物，洗手，记录（3分）	30	1. 不合格每项扣1分 2. 刮破皮肤，扣20分		
案例分析准确，中医健康宣教全面	10			
操作熟练，运用刮法正确，用力均匀	10			
操作者语言亲切、通俗易懂，能完整体现护理要求	5			

总分：

七、操作案例

（一）案例

李某，男，48 岁，中医诊断"外感发热"，主因"发热 2 天"入院。体格检查：T 38.0℃，P 92 次 / 分，R 23 次 / 分，BP 120/76mmHg，患者精神较差，鼻塞，流清涕，纳眠差，无头痛，无恶心呕吐，无腹痛腹泻，二便调。舌质红，苔薄白，脉浮数。医生开具医嘱：刮痧，部位大椎、双侧肺俞，泻法。

（二）评估

要素		评估要点	关键点及风险点
一般评估	一般资料	患者年龄 48 岁	无
	过敏史	无药物、食物过敏史	无
	既往史	无	无
专科评估	全身情况	患者一般情况良好	1 避风寒、慎起居、调情志 2. 卧床休息，清淡易消化饮食，忌食辛辣油腻之品，忌烟酒
	专科情况	低热，鼻塞，流清涕	1. 指导患者每日饮水 2000mL 以上 2. 汗出后及时更换被服、衣物，注意保暖，勿直对空调出风口等 3. 观察鼻塞情况及涕液颜色、性质 4. 教会患者正确的擤涕方法
	局部情况	皮肤完好，无瘢痕，无破损	1. 告知患者刮痧后会出现红或红紫色痧点，属于正常现象，不必紧张 2. 刮痧后卧床休息半小时 3 出痧后 30 分钟内忌洗冷水澡
心理社会与知信行评估	对此项操作的认知程度		护士应针对此项操作的目的、流程、效果进行宣教，悬挂防误吸标识
	对疼痛的耐受程度		患者对疾病的认知程度

（三）计划

1. 人

（1）护士：患者配合程度高，此项操作由考核合格的护士完成。

（2）患者：操作前需协助患者取端坐位或俯卧位，暴露颈部、背部，注意保暖，刮痧的部位选择在大椎、双侧肺俞。

2. 机：使用床帘遮挡，适当保护患者隐私。

3. 料：选用治疗盘、刮痧板（牛角类、砭石类等刮板或匙）、纱布、治疗巾、棉签、治疗碗、清水、刮痧油，必要时备浴巾、屏风等，用物在有效期内。

4. 法：操作中严格落实患者身份识别与三查七对制度，检查刮痧板有无破损、裂缝等，遵循刮痧操作流程。

5. 环：病室安静、整洁、注意关闭门窗，治疗单清晰并按相关规定执行签名。

6. 测：观察刮痧部位情况，是否有痧点、皮肤破损及皮肤瘙痒等不良反应。

（四）实施

见操作流程与评分标准。

（五）健康教育

1. 指导患者及家属掌握疾病相关知识。

2. 告知患者一般刮拭后半小时左右，皮肤表面的痧点会逐渐融合成片，刮痧后24～48小时出痧，表面的皮肤触摸时有痛感或自觉局部皮肤有微微发热。刮出的痧一般5～7天即可消退。

3. 刮痧后可饮用少量温水、姜汤等。

4. 刮痧后避免受凉、受寒等。

（六）提问

1. 患者刮痧过程中，出现晕刮如何处理？

2. 刮痧板如何清洁、消毒？

第九节　隔物灸技术

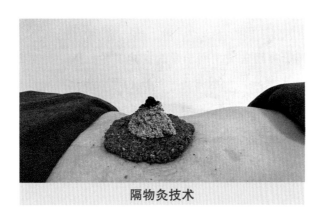

隔物灸技术

　　隔物灸也称间接灸、间隔灸，是利用药物或其他材料将艾炷与施灸腧穴部位的皮肤间隔开，借助间隔物的药力和艾炷的特性发挥协同作用，达到温经散寒、消瘀散结，治疗虚寒性疾病的一种操作方法，属于艾灸技术范畴。

一、护理目标

解除或缓解各种寒性病证的临床症状。

二、操作重点步骤

　　1.评估患者病情，当前主要临床表现，既往史，体质情况，有无感觉迟钝／障碍，施灸处皮肤情况，患者的心理状况及对热的敏感度和耐受程度，是否在妊娠期，有无出血病史或出血倾向、哮喘病史或艾绒过敏史，病室环境和温度。

　　2.禁忌证：大血管处，高血压患者，心脏病患者，高热患者，出血性疾病患者，中风闭证及肝阳上亢头痛者不宜进行隔物灸，孕妇腹部和腰骶部不宜施灸，过饥过饱不宜施灸。对糖尿病、肢体感觉障碍的患者，需谨慎控制施灸强度，防止烫伤。

　　3.施灸体位：根据施灸部位选择合适体位，体质虚弱或精神高度紧张者应采用卧位。充分暴露施灸部位，注意保护患者隐私及保暖。

　　4.施灸部位：一般情况下，施灸顺序自上而下，先头身，后四肢。

　　5.施灸方法：遵照医嘱确定施灸方法和部位，充分暴露施灸部位，注意保护隐私及保暖。常用施灸方法如下：

（1）隔姜灸：取直径 2～3cm，厚 0.2～0.3cm 的姜片，在其上用针点刺小孔若干，放在施灸的部位，将艾炷放置在姜片上，从顶端点燃艾炷，待燃尽时接续一个艾炷，一般灸 5～10 壮。该法可缓解因寒凉所致的呕吐、腹泻、腹痛、肢体麻木酸痛、痿软无力等症状。

（2）隔蒜灸：取厚度 0.2～0.3cm 的蒜片，在其上用针点刺小孔若干，将艾炷放置在蒜片上，从顶端点燃艾炷，待燃尽时接续一个艾炷，一般灸 5～7 壮。该法可缓解急性化脓性疾病所致肌肤浅表部位的红、肿、热、痛，如疖、痈等的症状。

（3）隔盐灸：用于神阙穴灸，用干燥的食盐填平肚脐，上放艾炷，从顶端点燃艾炷，待燃尽时接续一个艾炷，一般灸 3～9 壮。该法可缓解急性虚寒性腹痛、腰酸、吐泻、小便不利等症状。

（4）隔附子饼灸：取底面直径约 2cm、厚度 0.2～0.5cm 的附子饼，用针刺小孔若干，将艾炷放置在药饼上，从顶端点燃艾炷，待燃尽时接续一个艾炷，一般灸 5～7 壮。该法可缓解各种虚寒性疾病所致的腰膝冷痛、指端麻木、下腹疼痛及疮疡久溃不敛等症状。

6.在施灸部位放置间隔物点燃艾炷，进行施灸。

7.施灸过程中随时询问患者有无不适。

8.防止艾灰脱落烧伤皮肤或衣物。观察皮肤情况，如有艾灰，用纱布清洁局部皮肤，协助患者穿衣，取舒适卧位。

9.施灸后，局部出现小水疱，无需处理，自行吸收即可。如水疱较大，用无菌注射器抽出疱液，消毒后以无菌纱布覆盖。

10.开窗通风，注意保暖，避免对流风。

三、护理结局

1.患者／家属对所做的解释和护理操作表示理解和满意。

2.根据不同灸法正确施灸。

3.达到预期的目标及效果。

4.施灸后虚寒等症状得到一定缓解。

四、意外情况的预防及处理

（一）烫伤

发生原因：治疗时间过长或温度过高。

临床表现：患者皮肤发红或起水疱。

预防和处理：①操作前要对患者进行宣教，例如治疗的时间、适宜的温度及皮肤感觉。②治疗时启用防烫伤警示标识。③操作时物品摆放合理，点火在床边以外进行，必要时备灭火罐、万花油或烧伤膏。④治疗过程中加强巡视，询问患者感受，查看艾条的燃烧情况。

（二）刮伤

发生原因：新艾灸盒使用前没有仔细检查存在质量问题，例如倒钩、毛刺，或经常使用摔坏开裂，加上操作时动作过大或患者自行挪动不当。

临床表现：刮伤或出血等。

预防和处理：①新艾灸盒使用前仔细检查产品质量。②旧艾灸盒每次使用前也要常规检查是否完好。③操作时动作要轻柔，嘱患者勿自行挪动。

（三）其他

1. 嘱患者在施灸过程中如果出现头昏、眼花、恶心、颜面苍白、心慌出汗等不适现象，及时告知护士。

2. 施灸后如出现轻微咽喉干燥、大便秘结、失眠等现象，无需特殊处理。

3. 个别患者艾灸后局部皮肤可能出现小水疱，无需处理，可自行吸收。如水疱较大，遵医嘱处理。

4. 嘱患者灸后注意保暖，饮食宜清淡。

五、相关链接

隔物灸治疗原发性痛经

选穴：关元、神阙。

穴解：关元归属于任脉，灸之具有补益下焦、培元固本之功。神阙是任脉的要穴，下焦的枢纽，灸之可活血止痛、温经通络、培元固本、调理冲任。二穴施灸，可增强药物的渗透力，使药效直达病所，充分发挥温经散寒、化瘀止痛之效，改善子宫、冲任血液循环，减轻患者经期疼痛。

六、操作流程与评分标准

隔物灸技术操作流程

操作步骤	操作标准	要点及注意事项
核对： 1. 患者床号、姓名、住院号/ID号等 2. 医嘱、护嘱、治疗部位	1. 核对患者准确无误 2. 核对医嘱/护嘱正确	1. 使用2种以上身份识别方式 2. 医嘱双人核对

操作步骤	操作标准	要点及注意事项
评估： 1.患者当前主要症状、临床表现、既往史、舌象、脉象、有无感觉迟钝／障碍 2.实施隔物灸处的皮肤情况 3.患者的心理状况及对热的敏感和耐受程度	1.准确评估患者的主要症状、临床表现、既往史、有无出血倾向、有无艾绒过敏史、舌象、脉象、二便情况等 2.患者实施隔物灸处的皮肤完好，无感觉迟钝／障碍 3.患者的心理状况和对热的敏感和耐受程度良好	禁忌： 大血管处，高血压患者，心脏病患者，高热患者，出血性疾病患者，中风闭证及肝阳上亢头痛者，以往有重大疾病者均不宜灸治
告知： 1.操作的目的及过程 2.可能出现的不适、并发症及注意事项	患者／家属了解操作目的、方法并配合操作	1.治疗过程中局部皮肤可能出现烧灼、热烫的感觉或烫伤、起水疱等情况 2.艾条点燃可出现较淡的中药燃烧气味
准备： 1.操作者：洗手、戴口罩、必要时戴手套 2.环境：无易燃物品，温、湿度适合 3.用物：艾炷、治疗盘、间隔物、打火机、镊子、弯盘（广口瓶）、纱布，必要时准备浴巾、屏风、烧伤膏	1.护士操作前着装符合要求 2.选择大小合适的艾炷和间隔物 3.环境适宜，患者卧位舒适，适合操作	1.选择正确的操作方式及所需工具 2.备好灭火罐，必要时备烫伤膏 3.注意房间温、湿度适宜，必要时备屏风、毛毯，保护患者隐私
实施： 1.定穴：遵医嘱确定施灸部位及施灸方法 2.施灸：将鲜生姜、鲜大蒜等间隔物置于应灸的腧穴部位，将艾炷放在间隔物上点燃施灸，当艾炷燃尽后换炷再灸 3.观察：观察局部皮肤及病情变化，询问患者有无不适，防止烫伤 4.灸毕：熄灭艾火，投入小口瓶内彻底熄灭，清洁局部皮肤 5.整理：协助患者穿衣，取舒适卧位，整理床单，清洁物品	1.取穴准确及施灸方法合适 2.施灸穴位以感到温热但无灼痛为度，灸至局部皮肤出现红晕 3.局部皮肤微红，无烫伤 4.将间隔物放于穴位，点燃艾炷顶端放于间隔物上，待燃尽时接续一个艾炷。灰烬过多时及时清理。以患者感觉温热为度 5.用物整理符合要求 6.操作完毕整理患者卧位舒适，床单元整洁	1.艾炷燃尽，取下间隔物，纱布清洁局部皮肤 2.施灸部位宜先上后下，先灸头项、胸背，后灸腹部、四肢 3.对于昏厥、局部知觉减退的患者或小儿等，操作者可将食、中两指置于施灸部位的两侧，通过操作者手指的感觉来测知患者局部的受热程度 4.在施灸过程中，随时询问患者有无灼痛感，调整距离，以防止烫伤。如局部皮肤产生烧灼、热烫的感觉，应立即停止治疗 5.施灸后皮肤出现微红灼热，属于正常现象。如局部出现小水疱，无需处理，可自行吸收。如水疱较大，消毒局部皮肤后，用无菌注射器吸出液体，覆盖无菌敷料，保持干燥，防止感染

操作步骤	操作标准	要点及注意事项
记录： 1. 患者的一般情况和施灸局部皮肤情况 2. 隔物灸的时间 3. 患者的反应及病情变化 4. 异常情况、处理措施及效果	1. 准确记录患者的一般情况和施灸局部的皮肤情况 2. 准确记录隔物灸的时间，患者的反应及病情变化、异常情况、处理措施及效果	

隔物灸技术操作考核评分标准

科室：　　　　　被考核人：　　　　　主考老师：　　　　　考核日期：

操作标准	分值	评分要求	扣分原因	得分
1. 核对患者准确无误（3分） 2. 核对医嘱/护嘱正确（2分）	5	核对不全每项扣1分，最高扣5分		
1. 评估患者当前主要症状、临床表现、既往史、过敏史、舌象、脉象、有无感觉迟钝/障碍（5分） 2. 评估实施隔物灸处的皮肤情况（5分） 3. 评估患者的心理状况、对热的敏感和耐受程度及二便情况（5分）	15	评估不准确或漏评估一项扣1分		
患者/家属了解其艾灸的操作目的、方法并配合操作，了解艾灸知识	10	患者/家属不了解一项扣1分		
1. 护士操作前着装符合要求，洗手，戴口罩，必要时戴手套（3分） 2. 用物准备：艾炷、治疗盘、间隔物、打火机、镊子、弯盘（广口瓶）、纱布，必要时准备浴巾、屏风、烧伤膏（10分） 3. 环境适宜，患者体位舒适、暴露部位，注意保暖（2分）	15	1. 不合格每项扣1分 2. 用物缺一扣1分，最高扣10分		
1. 确定施灸部位及施灸方法（2分） 2. 取穴准确（5分） 3. 操作时动作轻柔，说明配合要点（3分） 4. 及时询问患者感受和查看皮肤及艾炷燃烧情况（3分） 5. 艾炷长短适宜（2分） 6. 治疗时间适宜，一般灸3～7壮（燃烧一个艾炷为一壮），以皮肤潮红湿润而不起疱为度，一般时间为30分钟（10分） 7. 交代患者治疗后的注意事项（5分）	35	不合格每项扣1分		

续表

操作标准	分值	评分要求	扣分原因	得分
8.用物整理符合要求，洗手，记录（3分） 9.操作完毕，整理患者卧位舒适，床单元整洁（2分）				
案例分析准确，中医健康宣教全面	10			
正确记录并报告患者皮肤异常情况	3			
操作者仪表端庄，服装整洁	2			
操作者表情自然，语言亲切、通俗易懂，能完整体现护理要求	5			

总分：

七、操作案例

（一）案例

张某，女，28岁，主诉"反复痛经5年"。体格检查：T 36.0℃，P 87次/分，R 19次/分，BP 120/81mmHg，患者精神好，月经周期正常，为30天，距离上次月经25天。门诊医生开具医嘱：隔姜灸关元、子宫、三阴交，每日1次。

（二）评估

要素		评估要点	关键点及风险点
一般评估	一般资料	患者年龄28岁	无
	过敏史	无药物过敏史，对胶布、消毒液无过敏史	有局部皮肤过敏及烫伤的风险，询问患者的用药史
	既往史	痛经	无
专科评估	全身情况	患者体质属寒凝血滞	避风寒、慎起居、调情志
	专科情况	经前数日及经期小腹冷痛，甚至绞痛、刺痛，按之痛甚	1.指导患者饮食有节、有洁，忌生冷寒凉、油腻、辛辣刺激性食物 2.指导患者饮食的方法，温经散寒止痛 3.关注疼痛的程度

续表

要素		评估要点	关键点及风险点
专科评估	局部情况	皮肤完好，无瘢痕，无破损	1.引起烫伤：小疱可自行吸收，大者可经局部消毒后，用灭菌针头刺破水疱下缘，将液体挤干，外涂烫伤膏 2.感染：护士必须掌握水疱的规范处理 3.局部皮肤发红：涂凡士林保护
心理社会与知信行评估		对此项操作的认知程度	护士应针对此项操作的目的、流程、效果进行宣教，悬挂防烫伤标识
		对疼痛的耐受程度	患者对疾病的认知程度

（三）计划

1. 人

（1）护士：患者配合程度高，此项操作由考核合格的护士完成。

（2）患者：操作前需协助取平卧位，注意保暖，保护患者隐私，隔物灸的部位选择关元。同时告知患者关注隔物灸时的感受，有无温热感或是灼热感。

2. 机：使用床帘遮挡，保护患者隐私。

3. 料：选用大小合适的间隔物及艾炷盒，治疗盘装好间隔物备用，检查艾炷在有效期内。

4. 法：操作中严格落实患者身份识别与三查七对制度，遵循隔物灸操作流程。

5. 环：病室安静、整洁，注意关闭门窗，启用防烫伤警示标识，治疗单清晰并按相关规定执行签名。

6. 测：观察施灸部位情况，有无烧灼感等不适。

（四）实施

见操作流程与评分标准。

（五）健康教育

1. 告知患者/家属隔物灸的作用、不良反应及治疗需要的时间。

2. 告知患者在隔物灸期间避免活动，以免引起艾炷脱落导致烫伤，时间以 20～30 分钟为宜。

3. 隔物灸后仔细观察患者局部皮肤的反应，如有无红肿、疼痛、起水疱。

4. 患者治疗后，可根据情况予药物局部外敷增强疗效，治疗前需询问患者的用药史过敏史。

5. 饭前和饭后 1 小时内不宜隔物灸，灸后半小时内勿洗手或洗澡，需多饮温水，少吃生冷寒凉的食物。

（六）提问

1. 隔物灸治疗的禁忌证有哪些？

2. 患者出现烫伤后应如何处理？

第十节　麦粒灸技术

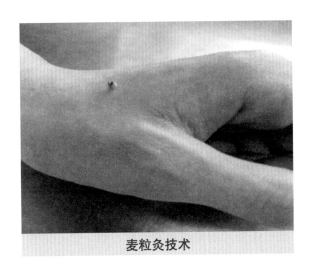

麦粒灸技术

麦粒灸技术是将艾绒搓成如麦粒样大小，直接置于穴位上施灸，通过其温经散寒、扶助阳气、消瘀散结的作用，达到防治疾病、改善症状的一种操作方法，属于艾灸技术范畴。

一、护理目标

同隔物灸技术。

二、操作重点步骤

1. 评估患者病情，当前主要临床表现，既往史，有无妊娠及有无感觉迟钝／障碍，实施麦粒灸处的皮肤情况，患者的心理状况及对热的敏感和耐受程度，有无出血病史或出血倾向、哮喘病史或艾绒过敏史。

2. 根据取穴选择合适的体位，体质虚弱或精神紧张者应采用卧位。暴露施灸部位，注意遮挡和保暖。施灸过程中不宜随便改变体位，以免烫伤。

3. 随时观察局部皮肤的情况，询问患者有无灼痛感。及时取下未燃尽的艾粒，防止灼烧皮肤。

4. 注意观察患者的全身情况或病情变化，了解患者的心理和生理感受。嘱患者在施灸过程中如果出现头昏、眼花、恶心、颜面苍白、心慌出汗等不适，应及时告知护士。

5. 治疗过程中局部皮肤可能出现水疱。

6. 嘱患者灸后注意保暖，饮食宜清淡。

7. 施灸完毕，用纱布清洁局部皮肤，协助患者整理衣着，整理床单位，取舒适体位，酌情通风换气，避免对流风。

8. 记录患者的一般情况和施灸局部皮肤情况，异常情况处理措施及效果。

三、护理结局

1. 患者 / 家属对所做的解释和操作表示理解和满意。

2. 取穴准确，正确运用各种手法。

3. 过程安全，无意外情况发生。

4. 影响麦粒灸疗效的因素包括施灸体位、部位，以及施灸的、时间、药物。

5. 达到预期目标及效果。

四、意外情况的预防及处理

烫伤的预防和处理：①操作前要对患者进行宣教，例如治疗的时间、适宜的温度及皮肤感觉。②治疗时启用防烫伤警示标识。③注意皮肤情况，对糖尿病、肢体感觉障碍的患者，需谨慎控制施灸强度。④治疗过程中加强巡视，随时询问患者感受，查看艾炷的燃烧情况。⑤施灸后如局部出现小水疱，无需处理，可自行吸收；水疱较大者，可用无菌注射器抽出疱内液体，消毒后用无菌纱布覆盖。

五、相关链接

非化脓灸的施灸方法：将艾粒置于施灸部位，用线香点燃艾粒顶端，使其燃烧。当艾粒燃到剩余 1/5 左右时，即用镊子将艾粒夹去，再进行下一壮操作。灸后将穴位处残留的灰烬和油膏轻轻擦拭干净。

六、操作流程与评分标准

麦粒灸技术操作流程

操作步骤	操作标准	要点及注意事项
核对： 1. 患者床号、姓名、住院号 /ID 号等 2. 医嘱、诊断、治疗部位	1. 核对患者准确无误 2. 核对医嘱 / 护嘱正确	1. 使用 2 种以上身份识别方式 2. 医嘱双人核对

续表

操作步骤	操作标准	要点及注意事项
评估： 1. 患者当前主要症状、临床表现、既往史、舌象、脉象、有无感觉迟钝/障碍、是否妊娠 2. 实施施灸处的皮肤情况 3. 患者的心理状况及对热的敏感和耐受程度	1. 准确评估患者的主要症状、临床表现、证型、有无出血倾向、既往史（哮喘）、艾绒过敏史、舌象、脉象、二便情况 2. 患者施灸处的皮肤完好，无感觉迟钝/障碍 3. 患者的心理状况和对热的敏感和耐受程度良好	禁忌： 1. 凡属实热证或阴虚发热者，不宜施灸 2. 心前区、颜面部、大血管处、乳头、腋窝、肚脐、会阴、孕妇腹部及腰骶部不宜施灸
告知： 1. 操作的目的及过程 2. 可能出现的不适、并发症及注意事项	患者/家属了解麦粒灸的操作目的、方法并配合操作	1. 治疗过程中局部皮肤可能出现烧灼、热烫的感觉或烫伤、起水疱等情况 2. 艾粒点燃可出现较淡的中药燃烧气味
准备： 1. 操作者：洗手，戴口罩 2. 环境：无易燃物品，温、湿度适合 3. 用物：麦粒状艾炷、油膏或凡士林、弯盘、消毒棉球、无菌敷料、镊子、胶布、线香、打火机或火柴、小口瓶，必要时备浴巾、一次性垫布、屏风	1. 护士操作前着装符合要求 2. 选择麦粒大的艾炷 3. 环境适宜，患者卧位舒适，适合操作	1. 选择正确的操作方式及所需工具 2. 备好烫伤膏 3. 注意房间温、湿度适宜，必要时备屏风，保护患者隐私
实施： 1. 定穴：遵医嘱确定施灸部位及施灸方法，予油膏或凡士林涂于施灸部位 2. 施灸：将艾粒置于施灸部位，用线香点燃艾粒顶端使其燃烧，当艾粒燃到剩余1/5左右时，即用镊子将艾粒夹去，再进行下一壮操作	1. 取穴准确及施灸方法合适 2. 施灸穴位以感到温热但无灼痛为度，灸至局部皮肤出现红晕，无烫伤 3 灸毕清洁局部皮肤 4. 协助患者穿衣，取舒适卧位，整理床单，清洁物品	1. 注意皮肤情况，对糖尿病、肢体感觉障碍的患者，昏厥或小儿等，操作者可将食、中两指置于施灸部位的两侧，通过操作者手指的感觉来测知患者局部的受热程度，需谨慎控制施灸强度 2. 施灸过程中，随时询问患者有无灼痛感，调整距离，以防止烫伤。如局部皮肤产生烧灼、热烫的感觉，应立即停止治疗

续表

操作步骤	操作标准	要点及注意事项
3. 观察：观察局部皮肤及病情变化，询问患者有无不适，防止烫伤 4. 灸毕：用纱布清洁局部皮肤 5. 整理：协助患者穿衣，取舒适卧位，整理床单，清洁物品		3. 注意观察患者的全身情况或病情变化，了解患者的心理和生理感受。施灸过程中若患者出现头昏、眼花、恶心、颜面苍白、心慌出汗等不适现象，应立即停止治疗 4. 施灸后皮肤出现微红灼热，属于正常现象。如局部出现小水疱，无需处理，可自行吸收；如水疱较大，消毒局部皮肤后，用无菌注射器吸出液体，覆盖无菌敷料，保持干燥，防止感染
记录： 1. 患者的一般情况和施灸局部的皮肤情况 2. 施灸的时间 3. 患者的反应及病情变化 4. 异常情况、处理措施及效果	1. 准确记录患者的一般情况和施灸局部的皮肤情况 2. 准确记录施灸的时间，患者的反应及病情变化，异常情况、处理措施及效果	

麦粒灸技术操作考核评分标准

科室：　　　　　被考核人：　　　　　主考老师：　　　　　考核日期：

操作标准	分值	评分要求	扣分原因	得分
1. 核对患者准确无误（3分） 2. 核对医嘱/护嘱正确（2分）	5	核对不全每项扣1分，最高扣5分		
1. 评估患者当前主要症状、临床表现、既往史、过敏史、舌象、脉象、有无感觉迟钝/障碍（5分） 2. 评估实施麦粒灸处的皮肤情况（5分） 3. 评估患者的心理状况、对热的敏感和耐受程度及二便情况（5分）	15	评估不准确或漏评估一项扣1分		
患者/家属了解其麦粒灸的操作目的、方法并配合操作，了解麦粒灸知识	10	患者/家属不了解一项扣1分		

续表

操作标准	分值	评分要求	扣分原因	得分
1. 护士操作前着装符合要求，洗手，戴口罩，必要时戴手套（3分） 2. 用物准备：麦粒状艾炷、油膏或凡士林、弯盘、消毒棉球、无菌敷料、镊子、胶布、线香、打火机或火柴、小口瓶，必要时备浴巾、一次性垫布、屏风（10分） 3. 环境适宜，患者体位舒适、暴露部位，注意保暖（2分）	15	1. 不合格每项扣1分 2. 用物缺一扣1分，最高扣10分		
1. 确定施灸部位及施灸方法，予油膏或凡士林涂于施灸部位（2分） 2. 取穴准确（5分） 3. 实施操作时动作轻柔，说明操作配合要点（8分） 4. 询问患者感受，查看皮肤及艾炷燃烧情况（5分） 5. 艾炷大小适宜（2分） 6. 治疗时间适宜（3分） 7. 交代患者治疗后的注意事项（5分） 8. 用物整理符合要求，洗手，记录（3分） 9. 操作完毕，整理患者卧位舒适，床单元整洁（2分）	35	不合格每项扣1分		
案例分析准确，中医健康宣教全面	10			
正确记录并报告患者皮肤异常情况	3			
操作者仪表端庄，服装整洁	2			
操作者表情自然，语言亲切、通俗易懂，能完整体现护理要求	5			

总分：

七、操作案例

（一）案例

张某，女，22岁，中医诊断"胃脘痛"，主诉"胃脘胀痛2个月"。体格检查：T 36.3℃，P 72次/分，R 20次/分，BP 135/72mmHg，患者精神稍差，不思饮食，喜温，面黄胀气。舌质淡，苔黄，脉弦缓无力。入院后医生开具医嘱：麦粒灸中脘穴，灸5壮。

（二）评估

要素		评估要点	关键点及风险点
一般评估	一般资料	患者年龄 22 岁	无
	过敏史	无药物过敏史，对胶布、艾绒、消毒液无过敏史	有局部皮肤过敏及烫伤的风险，询问患者的用药史
	既往史	慢性胃炎	无
专科评估	全身情况	患者体质属脾胃虚寒型，胃脘部胀痛，纳眠差，大便溏	1. 避风寒、慎起居、调情志 2. 关注疼痛的程度
	专科情况	胃脘遇寒则痛，喜温、喜按	1. 指导患者饮食有节、有洁，忌生冷寒凉、油腻、辛辣刺激、坚硬食物 2. 指导患者胃部按摩的方法，理气止痛
	局部情况	皮肤完好，无瘢痕，无破损	1. 引起烫伤：小疱可自行吸收，大者可经局部消毒后，用灭菌针头刺破水疱下缘，将液体挤干，外涂烫伤膏 2. 感染：护士必须掌握水疱的规范处理 3. 局部皮肤发红：涂凡士林保护
心理社会与知信行评估		对此项操作的认知程度	护士应针对此项操作的目的、流程、效果进行宣教，悬挂防烫伤标识
		对疼痛的耐受程度	患者对疾病的认知程度

（三）计划

1. 人

（1）护士：患者配合程度高，此项操作由考核合格的护士完成。

（2）患者：操作前需协助取平卧位，注意保暖，保护患者隐私，施灸的部位选择胃脘部。同时告知患者关注施灸时的感受，有无温热感或是灼热感。

2. 机：使用床帘遮挡，保护患者隐私。

3. 料：艾绒捏成合适的艾炷，治疗盘装好艾炷备用，艾绒在有效期内。

4 法：操作中严格落实患者身份识别与三查七对制度，遵循麦粒灸操作流程。

5. 环：病室安静、整洁，注意关闭门窗，启用防烫伤警示标识，治疗单清晰并按相关规定执行签名。

6. 测：观察施灸部位情况，有无烧灼感等不适。

（四）实施

见操作流程与评分标准。

（五）健康教育

1. 告知患者及家属麦粒灸的作用、不良反应，以及需要的时间。

2. 告知患者在麦粒灸期间避免活动，以免引起脱落导致烫伤，时间以 20～30 分钟为宜。

3. 灸后仔细观察局部反应，如有无红肿、疼痛、起水疱。

4. 患者治疗后，可根据情况予药物局部外敷增强疗效，需询问患者的用药史过敏史。

5. 饭前和饭后 1 小时内不宜麦粒灸，灸后半小时内勿洗手或洗澡，需多饮温水，少吃生冷寒凉的食物。

（六）提问

1. 麦粒灸治疗的禁忌证有哪些？

2. 麦粒灸后，患者局部出现水疱该如何处理？

第十一节　悬灸技术

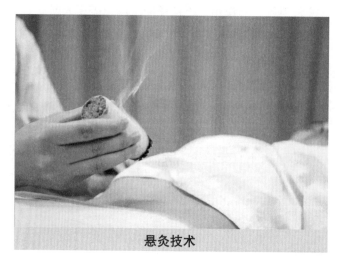

悬灸技术

悬灸技术是采用点燃的艾条悬于选定的穴位或病痛部位之上，通过艾的温热和药力作用刺激穴位或病痛部位，达到温经散寒、扶阳固脱、消瘀散结、防治疾病的一种操作方法，属于艾灸技术范畴。

一、护理目标

同隔物灸技术。

二、操作重点步骤

1. 评估：评估患者病情，当前主要临床表现，既往史，有无感觉迟钝/障碍，实施悬灸处的皮肤情况，患者的心理状况及对热的敏感和耐受程度。

2. 施灸体位：根据取穴选择合适的体位，体质虚弱或精神紧张者应采用卧位。暴露施灸部位，注意遮挡和保暖。

3. 施灸顺序：先灸头部、腰背部，后灸胸腹、四肢。

4. 施灸方法：悬灸是将艾条悬起在距离穴位一定高度上进行熏烤，勿使艾条点燃端直接接触皮肤以免烫伤。悬灸一般用无药艾条进行熏烤，又分为温和灸、回旋灸、雀啄灸。

（1）温和灸：将艾条点燃的一端与施灸处的皮肤保持 2 ～ 5cm 距离（具体距离依

据艾条的直径和灸感而定），使患者局部有温热而无灼痛，每穴灸 5 ～ 7 分钟，以皮肤出现红晕为度。对于昏迷、局部知觉迟钝的患者，操作者可将食指、中指分开后置于施灸部位的两侧，通过操作者手指来测量患者局部的受热温度，以便随时调节施灸的距离，掌握施灸的时间，防止烫伤。这种灸法的特点是温度较恒定和持续，对局部气血阻滞有散开的作用，主要用于局部疼痛的灸疗。

（2）回旋灸：将点燃的艾条一端接近施灸部位，距离皮肤 2 ～ 5cm（具体距离依据艾条的直径和灸感而定），平行往复回旋施灸，一般灸 20 ～ 30 分钟。这种灸法的特点是温度呈渐凉渐温互相转化，除对局部病痛的气血阻滞有消散的作用外，还能对经络气血的运行起到促进作用，故对灸点远端的病痛有一定的治疗作用。

（3）雀啄灸：将艾条点燃的一端对准穴位，高度 2 ～ 5cm，像鸟雀啄米状，一上一下地施灸，多随呼吸的节奏进行雀啄，一般可灸 5 ～ 10 分钟。这种灸法的特点是温度突凉突温，对唤起穴位和经络的功能有较强的作用，因此适用于灸治远端的病痛和内脏疾病。

5. 施灸时间：每穴灸疗的时间根据不同的施灸方法有所不同，一般采用每日灸或隔日灸。

6. 观察皮肤：随时观察局部的皮肤情况，询问患者有无灼痛感，及时调整距离，防止灼烧；施灸过程中应及时将艾灰弹入弯盘中，防止灼伤皮肤和点燃衣物。

7. 观察病情：注意观察患者全身情况或病情变化，了解患者的心理和生理感受。

8. 处置：施灸完毕，立即熄灭艾火，将艾条插入灭火瓶中。用纱布清洁局部皮肤，协助患者整理衣物及床单位，取舒适体位，酌情通风换气。

9. 记录：记录患者的一般情况和施灸局部的皮肤情况，记录异常情况、处理措施及效果。

三、护理结局

1. 患者 / 家属对护士的解释和操作表示理解和满意。

2. 取穴准确，正确运用各种手法。

3. 悬灸过程安全，无意外情况发生。

4. 起到一定的温经通络、调和气血、消肿散结、祛湿驱寒、回阳救逆、防病治病、保健强身的作用。

5. 在一定程度上缓解了各种虚寒症状。

6. 影响悬灸疗效的因素包括施灸体位、部位、方法、时间、药物。

四、意外情况的预防及处理

（一）烫伤

发生原因：治疗时间过长或温度过高。

临床表现：患者皮肤发红或起水疱。

预防和处理：①操作前对患者进行宣教，如治疗的时间、适宜的温度及皮肤感觉。②治疗前启用防烫伤警示标识。③操作时物品摆放合理，点火在床边以外进行，必要时备灭火罐、万花油或烫伤膏。④治疗过程中加强巡视，随时询问患者的感受，查看艾条的燃烧情况。

（二）刮伤

发生原因：新艾灸盒使用前没有仔细检查存在质量问题，例如倒钩，或摔坏开裂，加上操作时动作过大或患者自行挪动不当。

临床表现：刮伤或出血等。

预防和处理：①新艾灸盒使用前仔细检查产品质量。②旧艾灸盒每次使用前也要常规检查是否完好。③操作时动作要轻柔，嘱患者勿自行挪动。

五、相关链接

悬灸治胃病

穴位：中脘穴（位于腹正中线脐上 4 寸处）、足三里穴。

方法：选准穴位后，点燃药用艾条，在中脘穴、一侧足三里穴上各悬灸 10 分钟，以穴位上皮肤潮红色为度。

说明：悬灸足三里穴能使胃痉挛趋于弛缓，胃蠕动强者趋于减弱；又能使胃蠕动弱者立即增强，胃不蠕动者开始蠕动。因此，除胃溃疡出血、穿孔等重症，应及时采取措施或外科治疗外，其他不论什么原因所致的胃痛，包括现代医学中的急、慢性胃炎和胃、十二指肠溃疡病及胃神经症等，若以胃脘疼痛为主者，用本法悬灸，均能立时止痛。

六、操作流程与评分标准

悬灸技术操作流程

操作步骤	操作标准	要点及注意事项
核对： 1. 患者床号、姓名、住院号 /ID 号等 2. 医嘱、护嘱、施灸部位	1. 核对患者准确无误 2. 核对医嘱 / 护嘱正确	1. 使用 2 种以上身份识别方式 2. 医嘱双人核对

续表

操作步骤	操作标准	要点及注意事项
评估： 1. 患者当前主要症状、临床表现、既往史、舌象、脉象、有无感觉迟钝 / 障碍 2. 实施艾灸处的皮肤情况 3. 患者的心理状况及对热的敏感和耐受程度	1. 准确评估患者的主要症状、临床表现、证型、既往史、舌象、脉象、既往史（哮喘）、艾绒过敏史、二便情况 2. 患者实施艾灸处皮肤完好，无感觉迟钝 / 障碍 3. 患者心理状况和对热的敏感和耐受程度良好	禁忌： 1. 凡属实热证或阴虚发热者，不宜施灸 2. 颜面部、大血管处、孕妇腹部及腰骶部不宜施灸
告知： 1. 操作的目的及过程 2. 可能出现的不适、并发症及注意事项	患者 / 家属了解艾灸的操作目的、方法并配合操作	1. 治疗过程中局部皮肤可能出现烧灼、热烫的感觉或烫伤、起水疱等情况 2. 艾条点燃可出现较淡的中药燃烧气味
准备： 1. 操作者：洗手，戴口罩 2. 环境：无易燃物品，温、湿度适合 3. 用物：治疗盘、酒精灯、艾条、艾灸盒、打火机、灭火瓶、弯盘、棉签、纱块，必要时备烧伤膏、屏风、毛毯等 4. 患者：取合理体位，暴露施灸部位，保暖	1. 护士操作前着装符合要求 2. 选择正确孔数的艾灸盒 3. 环境适宜，患者卧位舒适，适合操作	1. 选择正确的操作方式及所需工具 2. 备好灭火罐，必要时备烫伤膏 3. 注意房间温湿度适宜，必要时备屏风，保护患者隐私
实施： 1. 定穴：遵医嘱确定施灸部位及施灸方法 2. 施灸：手持艾灸盒对准施灸穴位，以患者感到温热但无灼痛为度，灸至局部皮肤出现红晕，每处灸 5 ～ 15 分钟 3. 观察：观察局部皮肤及病情变化，询问患者有无不适，防止烫伤 4. 灸毕：将艾条放进灭火瓶内彻底熄灭，清洁局部皮肤 5. 整理：协助患者穿衣，取舒适卧位，整理床单，清洁物品	1. 取穴准确及施灸方法合适 2. 施灸穴位感到温热但无灼痛，灸至局部皮肤出现红晕，每处灸 5 ～ 15 分钟 3. 局部皮肤微红，无烫伤 4. 艾灸后将艾条放进小口瓶内彻底熄灭，清洁局部皮肤 5. 协助患者穿衣，取舒适卧位，整理床单，清洁物品	1. 施灸部位，宜先上后下，先灸头项、胸背，后灸腹部、四肢 2. 对于昏厥、局部知觉减退的患者或小儿等，操作者可将食、中两指置于施灸部位的两侧，通过操作者手指的感觉来测知患者局部的受热程度 3. 施灸过程中，随时询问患者有无灼痛感，调整距离，防止烫伤。如局部皮肤产生烧灼、热烫的感觉，应立即停止治疗 4. 施灸后皮肤出现微红灼热，属正常现象。如局部出现小水疱，无需处理，嘱患者保护水疱，勿使破溃，可自行吸收。如水疱较大，消毒局部皮肤后，用无菌注射器吸出液体，覆盖无菌敷料，保持干燥，防止感染

悬灸技术操作考核评分标准

科室：　　　　被考核人：　　　　主考老师：　　　　考核日期：

操作标准	分值	评分要求	扣分原因	得分
1.核对患者准确无误（3分） 2.核对医嘱/护嘱正确（2分）	5	核对不全每项扣1分，最高扣5分		
1.评估患者当前主要症状、临床表现、既往史、过敏史、舌象、脉象、有无感觉迟钝/障碍（5分） 2.评估实施悬灸处的皮肤情况（5分） 3.评估患者的心理状况及对热的敏感和耐受程度（5分）	15	评估不准确或漏评估一项扣1分		
患者/家属了解其艾灸的操作目的、方法并配合操作，了解艾灸知识	10	患者/家属不了解一项扣1分		
1.护士操作前着装符合要求，洗手，戴口罩，必要时戴手套（3分） 2.用物准备：治疗盘、酒精灯、艾条、艾灸盒、打火机、灭火瓶、弯盘、棉签、纱块，必要时备烧伤膏、屏风、毛毯等（10分） 3.环境适宜，患者体位舒适、暴露部位，注意保暖（2分）	15	1.不合格每项扣1分 2.用物缺一扣1分，最高扣10分		
1.确定施灸部位及施灸方法（2分） 2.取穴准确（5分） 3.实施操作时动作轻柔，说明操作配合要点（8分） 4.及时巡视，询问患者感受，查看皮肤及艾条燃烧情况（5分） 5.艾条长短、高度适宜（2分） 6.治疗时间适宜（3分） 7.交代患者治疗后的注意事项（5分） 8.用物整理符合要求，洗手，记录（3分） 9.操作完毕，整理患者卧位舒适，床单元整洁（2分）	35	不合格每项扣1分		
案例分析准确，中医健康宣教全面	10			
正确记录并报告患者皮肤异常情况	3			
操作者仪表端庄，服装整洁	2			
操作者表情自然，语言亲切、通俗易懂，能完整体现护理要求	5			

总分：

七、操作案例

(一)案例

林某,女,34岁,中医诊断"胃脘痛",主诉"上腹痛3天,加重1天"。体格检查:T 36.5℃,P 86次/分,R 20次/分,BP 120/72mmHg,患者精神好,胃脘部胀痛,时有呃逆,无反酸,纳眠差,小便正常,大便溏。平素饮食不洁、不节,有损脾胃,气机运行不畅,不通则痛。舌淡暗,苔薄白,舌两侧有齿印,脉沉。入院后医生开具医嘱:悬灸中脘处,每日1次。

(二)评估

要素		评估要点	关键点及风险点
一般评估	一般资料	患者年龄34岁	无
	过敏史	无药物过敏史,对胶布、消毒液无过敏史	无局部皮肤过敏及烫伤的风险,询问患者的用药史
	既往史	慢性胃炎	无
专科评估	全身情况	患者体质属脾胃虚寒型,胃脘部胀痛,纳眠差,大便溏	1.避风寒、慎起居、调情志 2.关注疼痛的程度、部位、持续时间
	专科情况	胃脘遇寒则痛,喜温、喜按	1.指导患者饮食有节,忌生冷寒凉、油腻、辛辣刺激、坚硬食物 2.指导患者胃部按摩的方法,以理气止痛
	局部情况	皮肤完好,无瘢痕,无破损	1.引起烫伤:小水疱可自行吸收,大水疱者可经局部消毒后,用灭菌针头刺破水疱下缘,将液体挤干,外涂烫伤膏 2.预防感染:护士须掌握水疱的规范处理 3.局部皮肤发红:涂凡士林保护
心理社会与知信行评估		对此项操作的认知程度	护士应针对此项操作的目的、流程、效果进行宣教,悬挂防烫伤标识
		对温热的耐受程度	患者对疾病的认知程度

(三)计划

1.人

(1)护士:患者配合程度高,此项操作由考核合格的护士完成。

(2)患者:操作前需协助取平卧位,注意保暖,保护患者隐私,艾灸的部位选择胃脘部。同时告知患者关注悬灸时的感受，有无温热感或是灼热感。

2. 机： 使用床帘遮挡，保护患者隐私。

3. 料： 选用孔数合适的艾灸盒，治疗盘装好艾条备用，检查艾灸盒的边缘完好，无倒钩，用物在有效期内。

4. 法： 操作中严格落实患者身份识别与三查七对制度，遵循悬灸操作流程。

5. 环： 病室安静、整洁，注意关闭门窗，启用防烫伤警示标识，治疗单清晰并按相关规定执行签名。

6. 测： 观察悬灸部位的皮肤情况，有无烧灼感等不适。

（四）实施

见操作流程与评价标准。

（五）健康教育

1. 告知患者及家属悬灸的作用、不良反应，以及需要的时间。

2. 告知患者在悬灸期间避免活动，以免引起脱落导致烫伤，时间以 20 ～ 30 分钟为宜。

3. 悬灸后仔细观察局部反应，如红肿、疼痛、有无起水疱。

4. 患者治疗后，可根据情况予药物局部外敷增强疗效，需询问患者的用药史过敏史。

5. 饭前和饭后 1 小时内不宜艾灸，灸后半小时内勿洗手或洗澡，需多饮温水，少吃生冷寒凉的食物。

（六）提问

1. 胃脘痛患者艾灸治疗，如何选穴？

2. 艾灸过程中艾灰掉落，发生烫伤如何处理？

第十二节　穴位注射技术

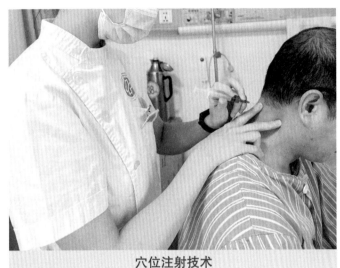

穴位注射技术

穴位注射技术又称水针，是以经络理论为依据，根据患者情况选择相适应的药物及穴位，将小剂量的药物注入腧穴内，通过药物的药理和对穴位的刺激，双重作用下达到治疗或缓解疾病症状的一种治疗方法。

一、护理目标

缓解或解除多种慢性疾病、恶性肿瘤放化疗后引起的诸如恶心、呕吐、呃逆、眩晕、腹胀、咳喘、疼痛等症状。

二、操作重点步骤

1.评估患者意识、配合程度、活动能力、疾病史、药物过敏史、疼痛敏感程度、凝血功能及局部皮肤情况等。

2.告知患者及家属操作目的、方法、可能出现的不适症状、并发症及治疗注意事项等。

3.注意保护患者隐私，注意室内温度，注意保暖。

4.遵医嘱并采用同身寸法正确选取穴位，通过询问患者的感受确定穴位的准确位置。

5.患者体位一般采取平卧位或端坐位。注意针刺角度，观察有无回血。避开血管丰富的部位，避免药液注入血管内。患者有触电感时，应将针体往外退出少许后再进行注射。

6. 将针尖刺入皮肤一定深度，注意切勿深刺，刺入腧穴上下提抽"得气"后，即可将药液缓慢推入。

7. 注射药物时患者如出现不适症状，应立即停止注射并密切观察病情变化。

8. 告知患者，注射后宜静卧休息 30 分钟，4 小时内不宜激烈运动，避免穿刺口出血；腧穴注射后，会引起局部皮肤出现酸胀感，4 ～ 8 小时内可能出现局部轻度不适，一般不会超过 1 天。

三、护理结局

1. 患者 / 家属对医护人员所做的解释和护理治疗表示理解和满意。

2. 取穴准确，正确运用的治疗手法。

3. 治疗操作过程安全，无意外情况发生。

4. 达到预期治疗目标及效果，能一定程度上缓解疾病症状，如恶心欲呕、腹痛等症状得以改善。

5. 影响疗效的因素包括穴位的选择、进针手法、深度，拔针手法等。

四、意外情况的预防及处理

（一）气胸

发生原因：胸背部腧穴注射时，针刺角度和深度过大，直刺肺脏而引起气胸。

临床表现：面色苍白，呼吸困难，冷汗，胸痛等。

预防和处理：严格遵循医嘱取穴，注意进针角度和深度，注射时针尖斜向脊髓为宜。发生气胸时，立即拔出针头，用凡士林纱布加棉垫封盖伤口，吸氧，遵医嘱用药，补充血容量。

（二）晕针

发生原因：患者体质虚弱、精神紧张，或饥饿、大汗、大泻后行穴位注射，或注射体位选取不当。

临床表现：突然出现精神疲倦、头晕目眩、面色苍白、恶心呕吐、多汗心慌、四肢发凉、血压下降，或瞬间意识丧失。

预防和处理：操作前告知患者注意事项，取得其配合，并形成一定的心理准备；饥饿患者在穴位注射前适当进食；过度疲劳者，应休息至体力基本恢复。出现晕针，应迅速拔出针头，置患者于空气流通处平卧，抬高双腿，松解衣裤，注意保暖，给予口服温水或糖水。

五、相关链接

1.穴位注射的常见适应证

（1）运动系统疾病：痹证、腰腿痛（腰椎间盘突出症、腰肌劳损、骨质增生）、颈椎病、扭伤等。

（2）神经系统疾病：头痛、不寐、口眼歪斜、痿证、三叉神经痛、坐骨神经痛等。

（3）消化系统疾病：胃痛（胃下垂、溃疡病、胃肠神经症）、腹泻、恶心呕吐等。

（4）呼吸系统疾病：咳嗽（急慢性支气管炎、上呼吸道感染）、哮喘等。

（5）心血管病：心悸（心动过速）、心痛（冠心病、心绞痛）等。

（6）五官科疾病：咽喉肿痛、目赤肿痛、中耳炎、鼻炎等。

（7）妇科、儿科疾病：子宫脱垂、小儿肺炎、小儿腹泻等。

2.穴位注射的常见禁忌证

（1）局部皮肤有感染、瘢痕，有出血倾向及高度水肿者。

（2）疲乏、饥饿、精神高度紧张时。

（3）对治疗药物过敏的患者。

（4）孕妇的下腹部及腰骶部。

六、操作流程与评分标准

穴位注射技术操作流程

操作步骤	操作标准	要点及注意事项
核对： 1.核对床号、姓名、年龄、住院号/ID号等 2.医嘱、护嘱、药物、注射穴位	1.核对患者身份准确无误 2.核对医嘱/护嘱正确	1.使用2种以上身份识别方式 2.医嘱双人核对
评估： 1.当前主要症状、临床表现、既往史及药物过敏史、是否妊娠、是否月经期、舌象、脉象及二便情况等 2.注射部位的皮肤情况 3.患者的心理情况、对疼痛的耐受程度及患者整体配合程度等 4.注射物品准备情况	1.全面评估操作前患者当前主要症状、临床表现、既往史及药物过敏史、是否妊娠、舌象及脉象、二便情况 2.全面评估穴位注射部位的皮肤情况 3.全面评估患者对疼痛的耐受程度	禁忌： 1.局部皮肤有感染、瘢痕，有出血倾向及高度水肿者不宜进行注射 2.孕妇下腹部及腰骶部不宜进行注射

续表

操作步骤	操作标准	要点及注意事项
告知： 穴位注射的药物、治疗目的、步骤、可能引起的不适感	患者和（或）家属了解操作目的、方法并配合操作	注射部位有酸麻胀痛等"得气"的感觉
准备： 1.操作者准备：洗手，戴口罩，必要时戴手套 2.用物：治疗盘、药物、一次性注射器、无菌棉签、皮肤消毒剂、污物碗 3.患者准备：注射卧位合适，接受并配合治疗 4.环境：整洁安静，温、湿度适宜，必要时备屏风	1.护士操作前着装符合要求 2.遵医嘱准备所需的药物，用物准备齐全 3.环境适宜，患者卧位舒适，适宜操作	1.环境准备合适，注意保护患者隐私，必要时屏风遮挡 2.用物准备齐全，且均在有效期内 3.患者准备就绪，避免情绪激动及过度紧张不适
实施： 1.患者取合适体位，暴露穴位注射的穴位，患处注意保暖，必要时屏风遮挡 2.遵医嘱取穴，采用同身寸法正确取穴，询问患者的感受，最终确定穴位的准确位置 3.消毒皮肤 4.再次核对医嘱，排气 5.一手绷紧皮肤，另一手持注射器，对准穴位快速刺入皮下，然后用针刺手法将针身推至一定深度，上下提拉至患者有酸麻胀痛等"得气"感应后，回抽无回血，即可将药物缓慢推入腧穴 6.注射完毕快速拔针，并用无菌棉签按压穿刺 3～5 分钟 7.安置舒适体位，整理用物，洗手	1.体位舒适合理，暴露穴位注射部位，保暖 2.实施操作时动作轻柔，说明操作配合要点，执行无菌操作，持针、推药、拔针手法正确 3.穴位定位准确 4.用物整理符合要求 5.操作完毕整理患者卧位舒适，床单元整洁	1.遵医嘱配置药物剂量，注意配伍禁忌 2.注意针刺角度，观察有无回血。避开血管丰富的部位，避免药液注入血管内。患者有触电感时针体往外退出少许后再进行注射 3.注射药物时患者如出现不适症状，应立即停止注射并观察病情变化，及时告知医生并配合治疗
记录： 患者穴位注射后的客观情况，及时记录并签名	正确记录并报告患者穴位注射部位的皮肤情况，患者症状缓解情况	30分钟巡视患者一次，观察药物反应、症状改善情况等

穴位注射技术操作考核评分标准

科室：　　　　被考核人：　　　　主考老师：　　　　考核日期：

操作标准	分值	评分要求	扣分原因	得分
1.核对患者准确无误（3分） 2.核对医嘱/护嘱正确（2分）	5	核对不全每项扣1分，最高扣5分		

续表

操作标准	分值	评分要求	扣分原因	得分
1. 评估患者当前主要临床表现、既往史、药物过敏史、是否妊娠、二便情况等（5分） 2. 准确评估患者舌象、脉象、穴位注射部位的皮肤情况，有无破损、瘢痕、出血性疾病（5分） 3. 准确评估患者的心理状况及对疼痛的耐受程度（5分）	15	评估不准确或漏评估一项扣1分		
告知患者及家属了解操作目的、方法，并取得配合	10	患者/家属不了解一项扣1分		
1. 护士操作前着装符合要求，洗手，戴口罩，戴手套（3分） 2. 用物准备齐全：治疗盘、药物、一次性注射器、无菌棉签、皮肤消毒剂、污物碗、利器盒（10分） 3. 环境适宜，患者体位舒适（2分）	15	1. 不合格每项扣1分 2. 用物缺一扣1分，最高扣10分		
1. 再次核对患者、穴位注射部位及药物（2分） 2. 采取合理体位，充分暴露穴位注射部位，根据医嘱取穴准确，保暖（3分） 3. 保护患者隐私，必要时屏风遮挡（5分） 4. 采取正确的方式消毒皮肤（2分） 5 选择穴位准确（5分） 6. 排气，并不浪费药液（3分） 7. 进针准确，患者有酸麻胀痛等"得气"的感觉（5分） 8. 回抽无回血（2分） 9. 注射过程中观察患者是否有晕针、弯针、折针等情况（2分） 10. 拔针方法准确（2分） 11. 操作完毕，整理患者卧位舒适，床单元整洁（2分） 12. 洗手、记录时间（2分）	35	不合格每项扣1分		
案例分析准确，中医健康宣教全面	10			
正确记录患者症状缓解情况	3			
操作者仪表端庄，服装整洁	2			
操作者表情自然，语言亲切、通俗易懂，能完整体现护理要求	5			

总分：

七、操作案例

（一）案例

张某，女，30岁，因颈性眩晕1天，伴肩颈部不适，恶心呕吐1小时入院。体格检查：T 36.4℃，P 87次／分，R 20次／分，BP 129/81mmHg。医生开具医嘱：复方当归注射液加10%葡萄糖注射液稀释至8mL行穴位注射治疗。取穴：枕项部天柱穴（双侧），每穴每次2mL。

（二）评估

要素		评估要点	关键点及风险点
一般评估	一般资料	患者年龄30岁	无
	过敏史	无药物过敏史，对胶布、消毒液无过敏史	有局部皮肤过敏的风险，询问患者的用药史
	既往史	无	无
专科评估	全身情况	患者头晕，肩颈部不适，恶心呕吐	1.关注头晕的程度 2.关注恶心呕吐的程度 3.关注肩颈不适的程度
	专科情况	颈性头晕引起的不适	1.指导患者卧床休息，不宜劳累 2.指导患者清淡饮食，少食多餐，减轻恶性呕吐的症状
	局部情况	局部皮肤完好，无瘢痕，无破损	1.用药后局部皮肤的反应如出现红疹伴痒感等过敏现象 2.避免搔抓
心理社会与信行评估		对此项操作的认知程度	护士应针对此项操作的目的、流程、效果进行宣教
		对疼痛的耐受程度	患者对疾病的认知程度

（三）计划

1.人

（1）护士：患者配合程度高，此项操作由考核合格的护士完成。

（2）患者：操作前需协助取端坐位，注意保暖，保护患者隐私，根据医嘱定位相应穴位，同时告知患者注射部位若出现疼痛、酸胀的感觉属于正常现象，如若有心慌、胸闷、全身皮肤瘙痒应及时告知。

2. 机： 使用床帘遮挡，保护患者隐私。

3. 料： 治疗盘、药物、一次性注射器、无菌棉签、皮肤消毒剂、污物碗、利器盒。用物均在有效期内。

4. 法： 操作中严格落实患者身份识别与三查七对制度，配制药液，遵医嘱取穴，一手绷紧皮肤，另一手持注射器，对准穴位快速刺入皮下，然后用针刺手法将针身推至一定深度，上下提插至患者有酸胀等"得气"感后，回抽无回血，即可将药物缓慢推入。遵循无菌操作原则及穴位注射技术操作流程。

5. 环： 病室安静、整洁、注意关闭门窗，治疗单清晰并按相关规定执行签名。

6. 测： 观察穴位附近皮肤情况，有无红疹、皮肤瘙痒等不良反应。

（四）实施

见操作流程与评分标准。

（五）健康教育

1. 告知患者及家属药物的作用、不良反应，以及穴位注射所需要的时间。
2. 告知患者在穴位注射期间减少活动。
3. 穴位注射后，仔细观察局部反应，如发现红疹、瘙痒等应及时告知医生。
4. 嘱患者饮食宜清淡，少食多餐，忌辛辣、肥甘厚腻之品；可进食姜汁暖胃止呕。

（六）提问

1. 颈性眩晕临床上常选用的穴位有哪些？
2. 穴位注射时出现晕针该如何处理？

第十三节　蜡疗技术

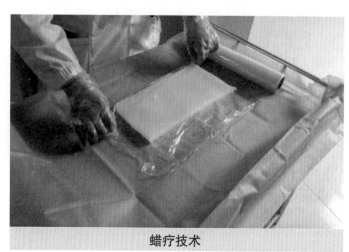

蜡疗技术

蜡疗技术是将加热熔解的蜡制成蜡块、蜡垫、蜡束等形状敷贴于患处，或将患部浸入熔解后的蜡液中，利用加热熔解的蜡作为热导体，使患处局部组织受热，从而达到活血化瘀、温通经络、祛湿除寒的一种操作方法。

一、护理目标

缓解或解除各种急慢性疾病引起的疼痛症状；创伤后期，如软组织挫伤范围较大者、关节扭伤、骨折复位后等的症状；非感染性炎症所致的关节功能障碍，如关节强直、挛缩等症状。

二、操作重点步骤

1. 评估患者的主要症状、既往史及过敏史。局部皮肤有创面或溃疡者，体质衰弱和高热患者，急性化脓性炎症、肿瘤、结核、脑动脉硬化、心肾功能衰竭、有出血倾向及出血性疾病、有温热感觉障碍者及婴幼儿禁用蜡疗技术。

2. 告知操作的基本原理、作用及简单的操作方法和注意事项，治疗中局部皮肤若有灼热感或出现红肿、丘疹等情况及时告知护士，操作时间一般为 30 ～ 60 分钟。

3. 准备治疗盘、蜡、纱布、搪瓷盘或铝盘、塑料布、棉垫、绷带或胶布、测温装置，必要时备屏风、毛毯、小铲刀、排笔、毛巾等。

4. 双人核对医嘱、评估患者、做好解释，确定蜡疗部位，嘱患者排空二便，调节室温。备齐用物，携至床旁，协助患者取舒适卧位，充分暴露治疗部位皮肤，注意保暖及隐私保护。清洗局部皮肤，若采取手足浸蜡法，则协助患者清洗手足。准确掌握蜡的温度，涂布均匀，不能用力挤压，待蜡充分凝固后方可敷上。蜡疗部位每次不超过 3 个，操作时间一般为 30 ～ 60 分钟。当患者皮肤发红或出现过敏现象，应立即报告。操作后休息半小时，注意防寒保暖。

5. 整理用物。

6. 记录。

三、护理结局

1. 患者 / 家属对所给的解释和操作表示满意。

2. 操作过程安全，方法正确熟练，无意外情况发生。

3. 患者症状得到改善。

四、意外情况的预防及处理

1. 过敏：治疗前详细询问过敏史尤其是蜡过敏史。若发生过敏现象应立即停止蜡疗，将皮肤表面的蜡去除，嘱患者不要抓挠并立即报告医生。

2. 皮肤破损：治疗前仔细检查患者治疗部位的皮肤，备用的蜡温度适宜。若不慎发生皮肤破损现象，应立即停止蜡疗，将皮肤表面的蜡去除，嘱患者勿抓挠，并立即报告医生协助其清洗消毒。

五、相关链接

1. 蜡饼法：将加热后完全熔化的蜡液倒入搪瓷盘或铝盘，厚度 2 ～ 3cm，冷却至初步凝结成块时（表面温度 45 ～ 50℃），用小铲刀将蜡饼取出，敷贴于治疗部位。初始时，让患者感受温度是否适宜，5 ～ 10 分钟能耐受后用绷带或胶布固定，外包塑料布与棉垫保温，30 ～ 60 分钟后取下。

2. 刷蜡法：当熔化的蜡液冷却至 55 ～ 60℃时，用排笔蘸取蜡液快速、均匀地涂于治疗局部，使蜡液在皮肤表面冷却凝成一层蜡膜；如此反复涂刷，使在治疗部位形成厚度 0.5 ～ 1cm 的蜡膜，外面再覆盖一块蜡饼，或者用塑料布及棉垫包裹保温。

3. 浸蜡法：常用于手足部位。当熔化的蜡液冷却至 55 ～ 60℃时，在手足部位先涂薄层蜡液，待冷却形成保护膜；再将手足反复迅速浸蘸蜡液，直至蜡膜厚达 0.5 ～ 1cm 成为手套或袜套样；然后将手足持续浸于蜡液中，10 分钟左右取下蜡膜。

4. 蜡袋法：将熔化后的蜡液装入耐热的塑料袋内，排出空气封口。使用时需采用热水浸泡加热，蜡液处于半熔化状态，以患者能耐受的温度为宜，敷于治疗部位。

六、操作流程与评分标准

蜡疗技术操作流程

操作步骤	操作标准	要点及注意事项
核对： 1. 床号、姓名、住院号/ID号 2. 医嘱、护嘱、蜡疗部位	1. 核对患者准确无误 2. 核对医嘱正确	1. 使用2种以上身份识别方式 2. 医嘱双人核对
评估： 1. 患者当前的临床表现、既往史、过敏史、对热的耐受程度 2. 患者的舌象、脉象及局部皮肤情况等	1. 全面评估操作当前主要症状、临床表现、既往史及过敏史、舌象及脉象、二便情况 2. 评估蜡疗部位的皮肤情况 3. 全面评估对热的敏感度	局部皮肤有创面或溃疡者，体质衰弱和高热患者，急性化脓性炎症、肿瘤、结核、脑动脉硬化、心肾功能衰竭、有出血倾向及出血性疾病、有温热感觉障碍者及婴幼儿禁用蜡疗技术
告知： 1. 操作的基本原理、作用、简单的操作方法、时间及局部感觉 2. 患者衣着应宽松	患者和家属了解操作目的、方法并配合操作	
准备： 1. 物品：治疗盘、蜡、纱布、搪瓷盘或铝盘、塑料布、棉垫、绷带或胶布、测温装置，必要时备屏风、毛毯、小铲刀、毛巾等 2. 患者：取适宜的体位，充分暴露蜡疗部位皮肤，注意保暖，排空二便，必要时屏风遮挡患者	1. 护士操作着装符合要求 2. 选择正确的蜡疗方式及所需用物，用物准备齐全 3. 环境适宜，患者体位舒适，适宜操作	
实施： 1. 根据患处情况，选择合适的蜡疗方法 2. 清洁局部皮肤，如采取手足浸蜡法，则协助患者清洗手足 3. 询问患者有无不适，观察局部皮肤情况 4. 协助患者整理衣着，安排舒适体位，整理床单位，清理用物	1. 体位舒适合理，暴露蜡疗部位，保暖 2. 实施操作时动作轻柔，说明操作配合要点 3. 涂蜡正确，蜡的厚薄均匀不污染衣物 4. 用物整理符合要求 5. 操作完毕，患者取舒适体位，床单元整洁	1. 若采取手足浸蜡法，则协助患者清洗手足 2. 准确掌握蜡的温度、涂布均匀，不能用力挤压，待蜡充分凝固后方可敷上，蜡疗部位每次不超过3个。操作时间一般为30～60分钟。当患者皮肤发红或出现过敏现象，应立即报告，操作后休息半小时，注意防寒保暖
记录： 操作时间、部位及皮肤情况	正确记录并报告患者患处情况	

蜡疗技术操作考核评分标准

科室：　　　　　被考核人：　　　　　主考老师：　　　　　考核日期：

操作标准	分值	评分要求	扣分原因	得分
1. 核对患者准确无误（3分） 2. 核对医嘱/护嘱正确（2分）	5	核对不全每项扣1分，最高扣5分		
1. 评估患者主要临床表现、既往史、过敏史（5分） 2. 评估患者舌象、脉象、蜡疗部位的皮肤情况、对热的敏感度、心理状况及二便情况等（5分）	10	评估不准确或漏评估一项扣1分		
告知患者及家属了解操作目的、方法，并取得配合	10	患者/家属不了解一项扣1分		
1. 护士操作前着装符合要求，洗手，戴口罩，戴手套（3分） 2. 用物准备齐全：治疗盘、蜡、纱布、搪瓷盘或铝盘、塑料布、棉垫、绷带或胶布、测温装置，必要时备屏风、毛毯、小铲刀、毛巾等（10分） 3. 采取合理体位，充分暴露蜡疗部位，注意保暖（2分）	15	1. 不合格每项扣1分 2. 用物缺一扣1分，最高扣10分		
1. 再次核对患者、蜡疗部位及药物（2分） 2. 采取正确方式清洁皮肤（3分） 3. 根据患者的情况选择正确的蜡疗方式（5分） 4. 涂蜡正确，蜡的厚薄均匀不污染衣物（5分） 5. 实施操作时动作轻柔，说明操作配合要点（10分） 6. 蜡疗时间符合要求（5分） 7. 蜡疗后患者皮肤无发红或过敏现象（5分） 8. 用物整理符合要求，洗手，记录（3分） 9. 操作完毕，整理患者卧位舒适，床单元整洁（2分）	40	不合格每项扣1分		
案例分析准确，中医健康宣教全面	10			
正确记录患者皮肤情况	3			
操作者仪表端庄，服装整洁	2			
操作者表情自然，语言亲切、通俗易懂，能完整体现护理要求，健康宣教完善	5			

总分：

七、操作案例

（一）案例

张某，女，40岁，腰部疼痛，主诉"腰部疼痛10年，加重1天"。体格检查：T 36.0℃，P 70次/分，R 20次/分，BP 126/70mmHg，患者精神好，腰部疼痛伴轻度活动受限，查皮肤完好无破损。医生开具医嘱：蜡疗法治疗，每日1次。

（二）评估

要素		评估要点	关键点及风险点
一般评估	一般资料	患者年龄40岁	无
	过敏史	无药物过敏史，对蜡无过敏	有局部皮肤过敏的风险，询问患者的蜡过敏史
	既往史	无	无
专科评估	全身情况	患者腰痛，腰部活动受限，翻身及大小便不方便	1.关注疼痛的情况 2.协助生活护理
	专科情况	腰部疼痛伴活动受限	1.指导患者卧硬板床休息，协助翻身，防压疮 2.疼痛缓解后佩戴腰围下地活动，防跌倒
	局部情况	局部皮肤完好，无瘢痕，无破损	1.局部皮肤会有淡淡的红晕，但无烫伤和起小水疱 2.如不慎烫伤及过敏反应，立即停止蜡疗，报告医生
心理社会与知信行评估		对此项操作的认知程度	护士应针对此项操作的目的、流程、效果进行宣教、防跌倒的宣教
		对疼痛的耐受程度	患者对疾病的认知程度

（三）计划

1.人

（1）护士：患者配合程度高，此项操作由考核合格的护士完成。

（2）患者：操作前需协助取俯卧位，注意保暖，保护患者隐私，选择正确的蜡疗方式，同时告知患者关注蜡疗的感受，有无烧灼感或皮肤瘙痒的症状。

2.机：使用床栏遮挡，保护患者隐私。

3. 料：准备治疗盘、蜡、纱布、塑料布、棉垫、测温装置，必要时备屏风等。

4. 法：操作中严格落实患者身份识别与三查七对制度，蜡的温度适宜，遵循蜡疗操作流程。

5. 环：病室安静、整洁，注意关闭门窗，注意防烫伤，治疗单清晰并按相关规定执行签名。

6. 测：观察蜡疗部位，有无烧灼感或皮肤瘙痒的症状。

（四）实施

见操作流程与评分标准。

（五）健康教育

1. 告知患者及家属蜡疗的作用、不良反应及蜡疗所需的时间。

2. 告知患者在蜡疗期间要保持俯卧位的姿势，如有心慌胸闷要及时告知。

3. 蜡疗后应仔细观察局部反应，如疼痛、瘙痒等应立即停止治疗。

4. 嘱患者蜡疗过程中若温度过高要及时告知，防止烫伤。

5. 嘱患者饮食宜清淡、易消化且富含营养，勿食辛辣、刺激、肥甘厚腻之品。

（六）提问

1. 蜡疗技术的适用范围包括哪些？

2. 常用蜡疗的温度是多少摄氏度？

第十四节　中药灌肠技术

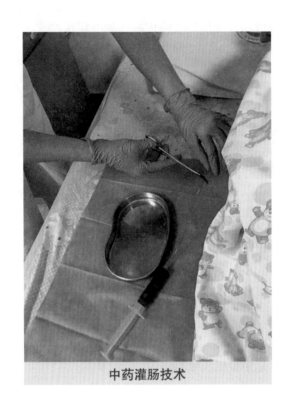

中药灌肠技术

中药灌肠技术是将中药药液从肛门灌入直肠或结肠，使药液保留在肠道内，通过肠黏膜的吸收达到清热解毒、软坚散结、泄浊排毒、活血化瘀等作用的一种操作方法。

一、护理目标

改善慢性肾衰、慢性疾病所致的腹痛、腹泻、便秘、发热、带下等症状。

二、操作重点步骤

1. 操作前，嘱患者先排便，评估患者的配合程度，了解目的及病变部位，以便采取适宜卧位和肛管插入的深度。患者一般情况取左侧卧位或俯卧位，双膝屈曲；若为阿米巴痢疾则取右侧卧位，双膝屈曲；臀部抬高 10cm 左右，以利药液保留，臀下垫治疗巾，露出肛门。

2. 插入肛门管前，手指应涂上石蜡油顺时针按摩一下肛门，以达到放松肛门的目的。

3. 慢性痢疾，病变多在直肠和乙状结肠，宜采取左侧卧位，插入深度以 15～20cm 为宜；溃疡性结肠炎，病变多在乙状结肠或降结肠，插入深度 18～25cm；阿米巴痢疾，病变多在回盲部，应取右侧卧位。插管时动作要轻缓，嘱患者深呼吸使肛门括约肌放松，以防损伤肠黏膜。保留灌肠，药液灌注速度不宜太快。直肠滴注，一般以 30～50 滴/分为宜，亦要根据病情调节滴速。高热及津伤重症患者，速度宜快；一般可 80～110 滴/分；气血两亏及其他慢性患者，速度宜慢，以 30～70 滴/分为宜；外感患者使用解表剂时，若已见微寒热退者，可终止点滴。缓解注入药液后再注温水 5～10mL。灌肠保留时间要在 1 小时以上；滴注保留时间应在 8～15 小时。

4. 操作中，要量好温度，高热及实热病证灌肠药液温度宜冷，以 4℃为宜；虚寒性疾病灌肠药液温度宜温，以 42℃为宜；其他病证调节药温在 37～39℃为宜。肛管要细软，动作轻柔，插入要深，压力为灌肠袋液面至肛门不超过 30cm。药量因人而异，成人为 200～300mL；小儿按年龄酌减，1 岁以内用 30mL，1～3 岁用 30～60mL，3 岁以上用 60～100mL。每日 2～3 次，一般 7～20 天为一疗程。

5. 操作过程中注意与患者沟通，询问有无腹胀、腹痛及便意。

6. 拔管后嘱患者抬高臀部 10cm 平卧 1 小时以上。

7. 灌肠时间以大便后或临睡前为佳。灌肠过程中如有便意，可嘱患者张口呼吸，同时按摩患者骶尾部。

8. 伴有痔疮、肛门疾患、肠道术后或大便失禁及严重腹泻者不宜。女性患者宜避开月经期与产褥期，孕妇慎用。

三、护理结局

1. 患者/家属对所做的解释和操作表示理解和满意。

2. 达到预期的目标及效果。

3. 操作过程安全，无意外情况发生。

4. 便秘患者可解大便，肠道寄生虫者寄生虫可排出，肛门疾患得以缓解。

5. 影响疗效的因素包括适应证、药物选择、药液温度、药量选择、操作手法、灌肠时间。

四、意外情况的预防及处理

1. 虚脱： 表现为灌肠过程中患者突然恶心、头晕、面色苍白、全身出冷汗甚至晕厥。一旦发生应立即停止操作，嘱患者平卧休息，饮适量温开水，注意保暖。预防：灌肠液温度应稍高于体温，以 39 ～ 42℃为宜，不可过高或过低；流速应根据患者的身体情况、耐受力调节。

2. 肠道黏膜损伤： 表现为肛门疼痛，排便时加剧，伴局部压痛；损伤严重时可见肛门外出血或粪便带血，甚至排便困难。肛门疼痛和已发生肠出血者遵医嘱予以止痛、止血等对症治疗。预防：插管前，向患者详细介绍其目的、意义，使之接受并配合操作；插管前用石蜡油润滑肛门前端，减少插管时的摩擦力；操作时应顺应肠道的解剖结构，手法轻柔，肛管插入不可过深，特别是有粘连性肠梗阻的患者；选择粗细合适、质地软的肛管；避免使用过对肠黏膜有腐蚀作用的药液。

五、相关链接

常见适应证及中药方剂的选择如下：

1. 便秘： 可选择用橄榄油、棉籽油 150 ～ 200mL 保留灌肠。此法多用于严重便秘或肛门疼痛的患者。

2. 高热： 大黄 30g，芒硝 10g，生地黄 10g，桃仁 15g，麦冬 20g。煎汤保留灌肠，此法用于流行性出血热之高热。

3. 细菌性痢疾

（1）鲜柞树叶液：取鲜柞树叶 500g 风干，经切碎置入搪瓷碗或砂锅内，加水浸泡，煎至 1500mL 左右，用 100mL 药液加水稀释后保留灌肠。

（2）梅连汤：乌梅 20g，黄连 10g，地骨皮 15g。煎水做保留灌肠。

4. 虫积： 苦楝根水。苦楝根皮 60g，加清水 500mL 煎汤，浓缩至 200mL，保留灌肠，主治蛔虫和蛲虫。

六、操作流程与评分标准

中药灌肠技术操作流程

操作步骤	操作标准	要点及注意事项
核对： 1. 患者床号、姓名、住院号 /ID 号等 2. 医嘱、护嘱、药物、剂量	1. 核对患者准确无误 2. 核对医嘱 / 护嘱正确	

操作步骤	操作标准	要点及注意事项
评估： 1. 患者年龄、治疗目的、精神状态、心理状态，自理能力 2. 主要症状，排便情况，有无管道造瘘、肛门直肠疾患，既往史，用药史，能否配合 3. 舌象、脉象	1. 全面评估操作当前患者的精神状态、心理状态、自理能力、主要症状、既往史、用药史、舌象、脉象 2. 评估有无管道造瘘、肛门直肠疾患等情况 3. 全面评估患者的配合程度	禁忌： 1. 肛门、直肠、结肠等手术患者 2. 有痔疮、肛门疾患、排便失禁及严重腹泻者 3. 急腹症、消化道出血患者 4. 女性月经期、孕产褥期 5. 有脑疝征象者 6. 气虚、阴虚、极度衰弱、脱水者
告知： 1. 告知患者/家属需要灌肠的原因、操作过程及目的，指导患者配合 2. 可能出现的不适、并发症及注意事项	患者/家属了解操作目的、方法并配合操作	1. 在插肛管及灌肠过程中可做深呼吸 2. 灌肠液应至少保留1小时以上
准备： 1. 操作者：洗手，戴口罩，戴手套 2. 环境：关窗门，需要时备屏风 3. 物品：煎煮好的药液、温开水、弯盘、治疗碗、止血钳、注射器（一次性灌肠袋）、量杯、水温计、治疗巾、垫枕、肛管、石蜡油、棉签、纱块、胶布、大便器、一次性薄膜手套、卫生纸、中单 4. 患者：排空大小便，取合适体位	1. 护士操作前着装符合要求 2. 用物准备齐全 3. 环境适宜操作 4. 溶液准备正确	1. 适用于慢性结肠炎、慢性肾功能不全、带下病、慢性盆腔炎、盆腔包块、慢性痢疾等，遵医嘱使用不同灌肠液 2. 根据患者病变部位选择体位，一般取左侧卧位，并抬高臀部
实施： 1. 按要求配置药液，调节药液温度至39～42℃ 2. 戴手套，取治疗毛巾，脱裤至大腿上1/2处，助患者侧卧，用小枕垫高臀部10cm 3. 置弯盘于臀部，润滑肛管前端及肛门，一次性灌肠袋（注射器）排气，用止血钳封闭 4. 置管：嘱患者深呼吸，分开臀部，将肛管插入肛门15～20cm，胶布固定于臀部，缓慢滴入药液，滴注时间15～20分钟 5. 缓慢注射灌肠液，询问患者有无不适	1. 卧位正确，体位舒适，注意保护隐私 2. 灌肠液面距离、流速、肛管深度、交代配合事项正确 3. 拔管轻柔，无污染床单元	1. 病变部位在直肠或乙状结肠，取左侧卧位。病变在回盲部，取右侧卧位。肠道或盆腔疾病患者，宜在夜间睡眠前进行灌肠，并减少活动 2. 操作过程中，注入速度不可过快过猛，随时询问患者感受，有无腹胀、腹痛及便意 3. 操作完毕，嘱患者卧床休息，尽量保留药液1小时以上

续表

操作步骤	操作标准	要点及注意事项
6. 拔管：药液注完，将肛管夹闭轻轻缓慢拔出，置于弯盘内，用卫生巾轻轻按揉肛门片刻，交代注意事项 7. 整理床单位，清理物品		
记录： 灌肠溶液、灌肠后的效果及大便情况	准确记录并签名	

中药灌肠技术操作考核评分标准

科室：　　　　被考核人：　　　　主考老师：　　　　考核日期：

操作标准	分值	评分要求	扣分原因	得分
1. 核对患者准确无误（3分） 2. 核对医嘱正确（2分）	5	核对不全每项扣1分，最高扣5分		
1. 评估患者的意识形态、心理状态、合作程度及舌象、脉象（5分） 2. 评估肛门直肠疾患，灌肠禁忌证（急腹症、消化道出血、妊娠、严重心血管疾病等）（5分）	10	评估不准确或漏评估一项扣1分		
患者/家属了解其灌肠目的、方法并配合操作	10	患者/家属不了解一项扣1分		
1. 护士操作前着装符合要求，洗手，戴口罩，戴手套（2分） 2. 用品准备齐全：煎煮好的药液、温开水、弯盘、治疗碗、止血钳、注射器（一次性灌肠袋）、量杯、水温计、治疗巾、垫枕、肛管、石蜡油、棉签、纱块、胶布、大便器、一次性薄膜手套、卫生纸、中单（10分） 3. 环境适宜操作（1分） 4. 溶液准备正确（2分）	15	1. 不合格每项扣1分 2. 用物缺一扣1分，最高扣10分		
1. 卧位正确，体位舒适，注意保护隐私（5分） 2. 灌肠液面距离、流速、肛管深度、交代配合事项正确（20分） 3. 拔管轻柔，无污染床单元（5分）	30	不合格每项扣2分		
准确观察记录（观察排出大便的量、颜色和性状，排便的次数；降温灌肠者，排便30分钟后测量体温，并观察体温变化）	10	不合格每项扣2分		

操作标准	分值	评分要求	扣分原因	得分
灌肠后肛周清洁、床单元整洁，洗手，记录	5			
案例分析正确，中医健康宣教全面	10			
操作者仪表端庄，服装整洁	2			
操作者表情自然，语言亲切、通俗易懂，能完整体现护理要求	3			

总分：

七、操作案例

（一）案例

李某，女，41 岁，中医诊断"慢性肾衰竭"，主诉"发现肾功能不全 1 年，伴眼睑、下肢浮肿"。体格检查：T 36.0℃，P 76 次 / 分，R 20 次 / 分，BP 155/81mmHg，患者精神好，自主姿势和体位，意识清楚，动作缓慢，纳呆，夜间小便次数多，呈泡沫状。舌质淡，苔白腻，脉沉细。既往史：高血压。入院后医生开医嘱：中药保留灌肠，隔日 1 次。

（二）评估

要素		评估要点	关键点及风险点
一般评估	一般资料	患者年龄 41 岁	无
	过敏史	海鲜	无
	既往史	高血压	操作过程中观察患者反应及询问患者是否有头晕、头痛等不适
专科评估	全身情况	患者体质属脾肾阳虚。纳眠差，眼睑、下肢浮肿	1. 避风寒、慎起居、调情志 2. 防跌倒 3. 抬高双下肢减轻水肿
	专科情况	双眼浮肿，双肾区无叩击痛	1. 指导患者饮食忌生冷、油腻、刺激性食物 2. 记录患者尿量
	局部情况	皮肤完好，有外痔	充分润滑肛管，插管动作轻柔
心理社会与知信行评估	对此项操作的认知程度		护士应针对此项操作的目的、流程、效果进行宣教，防跌倒的宣教
	对疼痛的耐受程度		患者对疾病的认知程度

（三）计划

1. 人

（1）护士：患者配合程度高，此项操作由考核合格的护士完成。

（2）患者：操作前需协助取左卧位，臀部抬高 10cm，注意保暖，保护患者隐私。

2. 机：使用床帘遮挡，保护患者隐私。

3. 料：灌肠液（必要时备灌肠袋）、弯盘、肛管、60mL 注射器、水温计、量杯、治疗巾、润滑油、止血钳、便盆、纸巾、棉签。用物在有效期内。

4. 法：操作中严格落实患者身份识别与三查七对制度。

5. 环：病室安静、整洁，注意关闭门窗，启用防跌倒警示标识，治疗单清晰并按相关规定执行签名。

6. 测：灌肠时患者的反应。

（四）实施

见操作流程与评分标准。

（五）健康教育

1. 嘱患者先排便排尿。排便后 30 ～ 60 分钟再行灌肠。

2. 肛管插入直肠，嘱患者张口深呼吸。

3. 嘱患者灌肠过程中若感受到有腹胀、腹痛及便意时与护士沟通。

4. 嘱患者卧床休息，尽量保持药液 1 小时以上。

5. 观察排出大便的量、颜色和性状以及排便的次数。

（六）提问

1. 虚寒性疾病灌肠药液的适宜温度是多少？

2. 灌肠后观察内容有哪些？

第十五节　中药冷敷技术

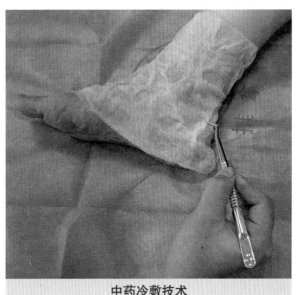

中药冷敷技术

中药冷敷技术是指将中药洗剂、散剂、酊剂冷敷于患处，通过中药透皮吸收，同时应用低于皮温的物理因子刺激机体，达到降温、止痛、止血、消肿、减轻炎性渗出的一种操作方法。

一、护理目标

缓解外伤、骨折、脱位、软组织损伤初期的症状。

二、操作重点步骤

1. 评估病室环境、患者当前主要症状、既往史及药物过敏史、冷敷部位的皮肤情况。

2. 协助患者取合适体位，暴露需要上药的部位，患处酌情铺一次性中单注意保暖，必要时用屏风遮挡患者。

3. 清洁皮肤，测试药液温度，用敷料（或其他合适材料）浸取药液，外敷患处，并及时更换（每隔 5 分钟重新操作一次，持续 20 ～ 30 分钟），保持患处低温。

4. 注意消毒隔离，避免交叉感染。

5.观察患者皮肤血运情况，有无过敏症状，询问有无不适感。

6.协助患者穿衣，取舒适体位，整理床单位，清理用物。

三、护理结局

1.患者/家属对所做的解释和护理操作表示理解和满意。

2.根据不同的药剂类型正确冷敷。

3.达到预期的目标及效果。

4.冷敷后患处温度、疼痛、肿胀、炎性渗出等症状得到一定缓解。

5.影响疗效的因素包括适应证、药剂的选择、冷敷的部位、冷敷的时间等。

四、意外情况的预防及处理

1.观察患肢末梢血运，如皮肤苍白、青紫应停止冷敷，报告医生，配合处理。

2.患者出现红斑、荨麻疹、关节疼痛、肌肉痉挛等过敏症状，应停止冷敷，报告医生，配合处理。

五、相关链接

将冷水浸泡过的毛巾放于患处，每5分钟左右更换一次，也可用冰块装入塑料袋内进行外敷，每次20～30分钟。

六、操作流程与评分标准

中药冷敷技术操作流程

操作步骤	操作标准	要点及注意事项
核对： 1.床号、姓名、住院号/ID号等 2.医嘱、护嘱、冷敷部位、药物、剂型	1.核对患者准确无误 2.核对医嘱/护嘱正确	1.使用2种以上身份识别方式 2.医嘱双人核对
评估： 1.评估患者当前主要症状、临床表现、既往史及药物过敏史 2.冷敷部位皮肤、血运情况 3.对疼痛的耐受程度	1.全面评估患者当前主要症状、临床表现、既往史及药物过敏史、舌象及脉象、二便情况 2.全面评估冷敷部位皮肤、血运情况 3.全面评估对疼痛的耐受程度及冷热敏感度	1.阴寒证及皮肤感觉减退的患者不宜冷敷 2.婴幼儿颜面部禁用，足底部、胸前区、腹部、后颈部、阴囊处、枕后、耳郭部位禁用 3.有药物过敏史的禁用，女性患者询问经、带、胎、产情况 4.血液循环障碍、慢性炎症或深部化脓病灶、组织损伤、对冷过敏患者禁用

操作步骤	操作标准	要点及注意事项
告知： 冷敷的目的、步骤、时间、可能引起的不适	患者/家属了解操作目的、方法并配合操作	1. 冷敷时间为 20～30 分钟 2. 局部皮肤出现不适时，及时告知护士 3. 中药可致皮肤着色，数日后可自行消退 4. 对冷过敏者可出现红斑、荨麻疹、关节疼痛、肌肉痉挛等过敏症状
准备： 1. 操作者：洗手，戴口罩，必要时戴手套 2. 用物：中药汤剂（8～15℃）、治疗盘、敷料（或其他合适材料）、水温计、镊子、纱布、治疗巾、手消毒液，必要时备冰敷袋、凉性介质贴膏、屏风等 3. 环境：整洁安静，温、湿度适宜	1. 护士操作前着装符合要求 2. 选择正确的冷敷方式及所需用药，用物准备齐全 3. 环境适宜，患者卧位舒适，适宜操作	
实施： 1. 取合适体位，暴露冷敷部位，患处酌情铺一次性中单注意保暖，必要时用屏风遮挡患者 2. 清洁皮肤，测试药液温度，用敷料（或其他合适材料）浸取药液，外敷患处，并及时更换（每隔 5 分钟重新操作一次，持续 20～30 分钟），保持患处低温 3. 注意消毒隔离，避免交叉感染 4. 观察患者皮肤血运情况，询问有无不适感 5. 协助患者穿衣，取舒适体位，整理床单位，清理用物	1. 体位舒适合理，暴露冷敷部位；保暖 2. 实施操作时动作轻柔，说明操作配合要点，执行无菌操作，取镊子、清洗方法正确 3. 冷敷正确，及时更换敷料或频频淋药液于敷料上，以保持冷敷部位的湿度及温度，询问患者的感受，观察皮肤的反应 4. 用物整理符合要求 5. 操作完毕整理患者卧位舒适，床单元整洁	1. 冷敷次数依病情、药物而定，水剂、酊剂用后须将瓶盖盖紧，防止挥发 2. 粉剂均匀撒在有凉性物理介质的膏贴上 3. 观察患肢末梢血运，如皮肤苍白、青紫应停止冷敷 4. 婴幼儿颜面部禁用，足底部、胸前区、枕后、耳郭、腹部、后颈部位禁用 5. 每隔 5 分钟重新操作一次，持续 20～30 分钟，观察药物反应
记录： 患者冷敷后的客观情况，及时记录并签名	正确记录并报告患者患处情况	随时观察患处血运情况、有无过敏反应

中药冷敷技术操作考核评分标准

科室：　　　　　被考核人：　　　　　主考老师：　　　　　考核日期：

操作标准	分值	评分要求	扣分原因	得分
1. 核对患者准确无误（3分） 2. 核对医嘱/护嘱正确（2分）	5	核对不全每项扣1分，最高扣5分		
1. 评估患者当前主要临床表现、既往史、药物过敏史、舌象、脉象（5分） 2. 冷敷部位的皮肤情况、血运情况，对疼痛的耐受程度（5分）	10	评估不准确或漏评估一项扣1分		
告知患者及家属了解操作目的、方法，并取得配合	10	患者/家属不了解一项扣1分		
1. 护士操作前着装符合要求，洗手，戴口罩，戴手套（2分） 2. 用物准备齐全：中药汤剂（8～15℃）、治疗盘、敷料（或其他合适材料）、水温计、镊子、纱布、治疗巾、手消毒液，必要时备冰敷袋、凉性介质贴膏、屏风等（10分） 3. 采取合理体位，充分暴露冷敷部位，注意其他部位保暖，必要时屏风遮挡，患处酌情铺一次性中单（3分）	15	1. 不合格每项扣1分 2. 用物缺一扣1分，最高扣10分		
1. 再次核对患者、冷敷部位及药物（3分） 2. 采取正确方式清洁皮肤（2分） 3. 每隔5分钟重新操作一次，持续20～30分钟（8分） 4. 镊子拿取方法正确，无污染，询问温度是否合适，随时观察患者皮肤血运情况，有无不适感（10分） 5. 动作轻柔，说明操作配合要点（5分） 6. 药液温度适宜（8～15℃）（3分） 7. 注意消毒隔离，避免交叉感染（5分） 8. 用物整理符合要求，洗手，记录（2分） 9. 操作完毕，整理患者卧位舒适，床单元整洁（2分）	40	不合格每项扣1分		
案例分析准确，中医健康宣教全面	10			
正确记录患者伤口情况，有伤口时注意无菌观念	3			
操作者仪表端庄，服装整洁	2			
操作者表情自然，语言亲切、通俗易懂，能完整体现护理要求	5			

总分：

七、操作案例

（一）案例

李某，女，60 岁，右踝部扭伤，主诉"右踝部红肿痛 3 小时"。体格检查：T 36.5℃，P 85 次 / 分，R 19 次 / 分，BP 130/68mmHg，患者精神好，左侧肢体活动正常，右腿行走时疼痛，查右踝部红肿，皮肤无破损。门诊医生开具医嘱：局部中药冷敷，每日 2 次。

（二）评估

要素		评估要点	关键点及风险点
一般评估	一般资料	患者年龄 60 岁	无
	过敏史	无药物过敏史，对胶布、消毒液无过敏史	有局部皮肤过敏的风险，询问患者的用药史
	既往史	无	无
专科评估	全身情况	患者年纪较大，行动不灵便	1. 穿宽松舒适的鞋 2. 防跌倒
	专科情况	右踝部肿痛	1. 指导患者患肢制动休息 2. 关注疼痛的程度
	局部情况	局部皮肤红肿，无瘢痕，无破损	1. 用药后局部皮肤的反应如红斑、荨麻疹、关节疼痛、肌肉痉挛等过敏现象 2. 患肢末梢血运差，出现皮肤苍白、青紫 3. 避免搔抓
心理社会与知信行评估		对此项操作的认知程度	护士应针对此项操作的目的、流程、效果进行宣教，防跌倒的宣教
		对疼痛的耐受程度	患者对疾病的认知程度

（三）计划

1. 人

（1）护士：患者配合程度高，此项操作由考核合格的护士完成。

（2）患者：操作前需协助取坐位或平卧，注意保暖，保护患者隐私，根据患者的疼痛部位予冷敷选择。同时告知患者关注冷敷后的感受，有无肌肉痉挛及皮肤瘙痒。

2. 机：使用床帘遮挡，保护患者隐私。

3.料：选用治疗盘、中药汤剂、敷料、水温计、镊子、纱布、治疗巾。手消毒液、水剂、酊剂用后须将瓶盖盖紧，防止挥发。无菌纱块（清洁皮肤用）包装完好且在有效期内。消毒用物在有效期内。

4.法：操作中严格落实患者身份识别与三查七对制度。粉剂均匀撒在有凉性物理介质的膏贴上，遵循无菌操作原则及中药冷敷操作流程。

5.环：病室安静、整洁，注意关闭门窗，启用防跌倒警示标识，治疗单清晰并按相关规定执行签名。

6.测：观察冷敷部位情况，有无肌肉痉挛及皮肤瘙痒等不良反应。

（四）实施

见操作流程与评分标准。

（五）健康教育

1. 告知患者及家属药物的作用、不良反应，以及冷敷所需要的时间。
2. 告知患者在冷敷期间减少活动。
3. 冷敷后仔细观察局部反应，如出现疼痛、瘙痒、皮肤苍白、青紫等应停药并告知医生。
4. 局部冷敷后皮肤可出现药物颜色沉着。
5. 指导患者患肢制动休息。
6. 嘱患者饮食宜清淡、易消化、富有营养，勿食辛辣、刺激、肥甘厚腻之品。

（六）提问

1. 中医冷敷后，患者出现过敏后应如何处理？
2. 关节扭伤多少小时内可以进行冷敷？

第十六节　中药湿热敷技术

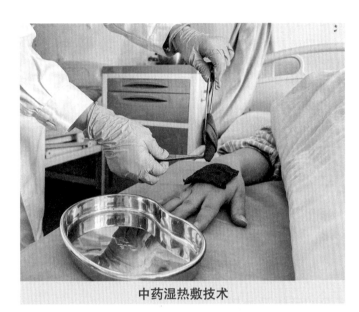

中药湿热敷技术

中药湿热敷技术是根据患者病情及症状，辨证选择合适的中药药材煎汤后，将加热后的中药浸泡适量的敷料，趁热湿热敷于患处，透过体表皮肤，通过经络腧穴传递，发挥温热效应与药物药效的双重作用，从而达到疏通腠理、祛风除湿、舒筋活络、温经散寒、清热解毒、消肿止痛的一种治疗方法。

一、护理目标

缓解局部肿胀、疼痛、瘙痒等症状。

二、操作重点步骤

1. 评估患者意识、配合程度、活动能力、当前主要症状及主诉，既往史及药物过敏史，对热的耐受程度，热敷部位的皮肤情况。

2. 协助患者取合适体位，暴露需要上药的皮肤，铺一次性无菌治疗巾，注意肢体保暖，注意保护患者隐私，必要时用屏风遮挡。

3. 清洁患处皮肤，测量药液的温度，根据患处面积选取合适的敷料（或其他合适材料）浸取药液，将敷料浸于 38 ～ 43℃的药液中，将敷料拧至不滴水即可，外敷患处，并及时更换（每隔 5 分钟重新操作一次，持续 20 ～ 30 分钟）。

4. 及时更换敷料或将药液淋于敷料上，以保持湿敷处敷料的湿度及温度，及时观察患者的皮肤反应，询问患者的感受。治疗过程中观察局部皮肤反应，如出现水疱、痒痛或破溃等症状时，立即停止治疗，报告医师。

5. 注意无菌操作，避免交叉感染。

6. 观察患者患处皮肤的血运情况，有无过敏症状，询问患者有无不适感。

7. 操作完毕，协助患者取舒适体位，整理床单位，清理用物。

三、护理结局

1. 患者 / 家属对医护人员所做的解释和护理操作表示理解和满意。

2. 根据不同的病情及症状，选取合适的中药药剂，进行湿热敷治疗。

3. 治疗操作过程安全，无意外情况发生。

4. 达到预期治疗目标及效果，能一定程度上缓解疾病症状，如湿热敷后患处温度、疼痛、肿胀、炎性渗出等症状得到一定缓解。

5. 影响疗效的因素包括适应证、中药药剂的选择、湿热敷的部位、湿热敷的温度以及时间等。

四、意外情况的预防及处理

（一）皮肤过敏反应

发生原因：患者是易敏体质，湿敷时间过长，中药汤剂存放时间过长。

临床表现：局部瘙痒，出现红疹、水疱等。

预防和处理：严格遵守湿敷时间、湿敷温度，中药汤剂现配现用，易敏患者及时做好解释，加强巡视。出现过敏情况，立即停止湿热敷操作，并遵医嘱进行抗过敏处理。

（二）中毒反应

发生原因：中药汤剂剂量过大，湿热敷时间过长，湿热敷处皮肤有大血管破溃等。

临床表现：患者湿热敷后出现头晕、口麻、恶心呕吐，严重者意识丧失、昏迷不醒等。

预防和处理：严格遵医嘱用药，严格把控中药汤剂的成分以及剂量在安全使用范围内；湿热敷时间不宜过长，湿热敷温度不宜过高，湿热敷时避开大血管；大面积使用湿敷中药的患者，应加强巡视，密切动态观察；出现中毒反应，立即停止湿热敷操作，并遵医嘱进行解毒处理。

五、相关链接

1. 中药湿热敷技术的适应证： 适用于软组织损伤、骨折愈合后肢体功能障碍，肩、颈、腰腿痛，膝关节痛，类风湿关节炎，强直性脊柱炎等。

2. 中药湿热敷技术的禁忌证： 中药过敏者、大疱性皮肤病、表皮剥脱松解症、疮、疡脓肿迅速扩散者不宜湿敷。

3. 健康教育

（1）湿热敷后，宜静卧休息 30 分钟，保持患处皮肤清洁干燥，4 小时内不宜沐浴。

（2）避免抓挠患处皮肤或抽挤脓液，保持患处皮肤的完整性。

（3）湿敷后如出现患处皮肤红肿热痛、炎性渗出等，及时告知医护人员。

（4）湿敷后，患处皮肤会出现淡淡的中药汤剂色素沉着，属正常现象，一般停止湿敷后的 48 小时内会自然消退，无需过度紧张。

六、操作流程与评分标准

中药湿热敷技术操作流程

操作步骤	操作标准	要点及注意事项
核对： 1.患者床号、姓名、年龄、住院号 / ID 号等 2.医嘱、护嘱、湿热敷部位、药物、剂型	1.核对患者准确无误 2.核对医嘱 / 护嘱正确	1.使用 2 种以上身份识别方式 2.医嘱双人核对
评估： 1.评估病室环境，温度适宜，患者当前主要症状、临床表现、既往史及药物过敏史 2.湿热敷部位皮肤、血运情况 3.对热疗的耐受程度	1.全面评估当前主要症状、临床表现、既往史及药物过敏史、舌象及脉象、二便情况 2.全面评估湿热敷部位皮肤、血运情况 3.全面评估对冷热的耐受程度	1.有药物过敏史的禁用，女性患者询问经、带、胎、产情况 2.溃疡、脓肿迅速扩散、面部危险三角区的感染、各种脏器内出血、肿瘤患者、软组织损伤或扭伤的早期 3.对热过敏患者禁用
告知： 湿热敷的目的、步骤、时间、可能引起的不适	患者 / 家属了解操作目的、方法并配合操作	1.湿热敷时间为 20～30 分钟 2.局部皮肤出现不适时，及时告知护士 3.中药可致皮肤着色，数日后可自行消退 4.对热过敏者可出现红疹、水疱

续表

操作步骤	操作标准	要点及注意事项
准备： 1.操作者：洗手，戴口罩，戴无菌手套 2.用物：治疗盘、38～43℃中药药液、敷料、水温计、镊子把、纱布、一次性无菌治疗巾，必要时备屏风等 3.环境：整洁安静，温、湿度适宜	1.护士操作前着装符合要求 2.选择正确的湿热敷方式及所需用药，用物准备齐全 3.环境适宜，患者卧位舒适，适宜操作	用物准备就绪，患者及医护人员准备就绪
实施： 1.协助患者取舒适体位，暴露湿热敷部位，患处铺一次性无菌治疗巾，注意保暖，注意保护患者隐私，必要时用屏风遮挡患者 2.清洁皮肤，测量药液温度，选取适量敷料（或其他合适材料）浸取38～43℃药液，湿热敷于患处，并及时更换（每隔5分钟重新操作一次，持续20～30分钟），保持患处的温度和湿度 3.注意消毒隔离，避免交叉感染 4.观察患者皮肤血运情况，询问患者有无不适感 5.协助患者穿衣，取舒适体位，整理床单位，清理用物	1.体位舒适合理，暴露热敷部位，注意保暖 2.实施操作时动作轻柔，说明操作配合要点，执行无菌操作，取镊子、清洗方法正确 3.及时更换敷料或频频淋药液于敷料上，以保持热敷部位的湿度及温度，询问患者的感受，观察患处皮肤的反应 4.用物整理符合要求 5.操作完毕整理患者卧位舒适，床单元整洁	1.操作前向患者做好解释工作，以取得合作。注意保暖，防止受凉 2.注意消毒隔离，避免交叉感染 3.药液温度适宜，湿度以不滴水为宜 4.治疗过程中观察局部皮肤的反应，如出现苍白、红斑、水疱、痒痛或破溃等症状时，立即停止治疗，报告医生 5.每隔5分钟重新操作一次，持续20～30分钟
记录： 患者湿热敷后的客观情况，及时记录并签名	正确记录并报告患者患处情况	随时观察患处血运情况、有无过敏反应

中药湿热敷技术操作考核评分标准

科室：　　　　被考核人：　　　　主考老师：　　　　考核日期：

操作标准	分值	评分要求	扣分原因	得分
1.核对患者准确无误（3分） 2.核对医嘱/护嘱正确（2分）	5	核对不全每项扣1分，最高扣5分		

操作标准	分值	评分要求	扣分原因	得分
1. 评估患者当前主要临床表现、既往史、药物过敏史、舌象、脉象（5分） 2. 评估湿热敷部位的皮肤情况对热的敏感度及心理状况等（5分）	10	评估不准确或漏评估一项扣1分		
告知患者及家属了解操作目的、方法，并取得配合	10	患者/家属不了解一项扣1分		
1. 护士操作前着装符合要求，洗手，戴口罩，戴手套（2分） 2. 用物准备齐全：治疗盘、38～43℃中药药液、敷料、水温计、镊子把、纱布、一次性无菌治疗巾，必要时备屏风等（10分） 3. 采取合理体位，充分暴露湿热敷部位，注意其他部位保暖，必要时屏风遮挡，患处酌情铺一次性中单（3分）	15	1. 不合格每项扣1分 2. 用物缺一扣1分，最高扣10分		
1. 再次核对患者、湿热敷部位及药物（3分） 2. 采取正确方式清洁皮肤（2分） 3. 每隔5分钟重新操作一次，持续20～30分钟（5分） 4. 镊子拿取方法正确，无污染，询问温度是否合适，随时观察患者皮肤血运情况，有无不适感（10分） 5. 动作轻柔，说明操作配合要点（8分） 6. 药液温度适宜（38～43℃）（3分） 7. 注意消毒隔离，避免交叉感染（5分） 8. 用物整理符合要求，洗手，记录（2分） 9. 操作完毕，整理患者卧位舒适，床单元整洁（2分）	40	不合格每项扣1分		
案例分析准确，中医健康宣教全面	10	不合格每项扣1分		
正确记录患者伤口情况，有伤口时注意无菌观念	3	不合格每项扣1分		
操作者仪表端庄，服装整洁	2			
操作者表情自然，语言亲切、通俗易懂，能完整体现护理要求	5			

总分：

七、操作案例

（一）案例

张某，女，19岁，因爬山时左踝部扭伤，导致局部肿胀、疼痛5天"就诊。体格检查：T 36.3℃，P 75次/分，R 19次/分，BP 120/78mmHg，患者精神好，左侧肢体活动正常，左脚行走时疼痛，皮肤无破损。门诊医生开具医嘱：局部中药湿热敷，每日1次。

（二）评估

要素		评估要点	关键点及风险点
一般评估	一般资料	患者年龄19岁	无
	过敏史	无药物过敏史，对胶布、消毒液无过敏史	有局部皮肤过敏的风险，询问患者的用药史
	既往史	无	无
专科评估	全身情况	患者左脚痛，不爱活动	关注疼痛的程度
	专科情况	左踝部肿痛	1. 指导患者患肢制动休息 2. 抬高患肢
	局部情况	局部皮肤红肿，无瘢痕，无破损	用药后如出现苍白、红斑、水疱、痒痛或破溃等，避免搔抓
心理社会与知信行评估		对此项操作的认知程度	护士应针对此项操作的目的、流程、效果进行宣教，防跌倒的宣教
		对疼痛的耐受程度	患者对疾病的认知程度

（三）计划

1. 人

（1）护士：患者配合程度高，此项操作由考核合格的护士完成。

（2）患者：操作前需协助取坐位或平卧，注意保暖，保护患者隐私，根据患者的疼痛部位给予湿热敷选择。同时告知患者关注湿热敷后的感受，如有无皮肤瘙痒。

2. 机：使用床帘遮挡，保护患者隐私。

3. 料：治疗盘、中药汤剂、敷料、水温计、纱布、治疗巾、无菌棉球（清洁皮肤用）。所有物品包装完好且均在有效期内。

4.法： 操作中严格落实患者身份识别与三查七对制度，遵循无菌操作原则及中药湿热敷操作流程。

5.环： 病室安静、整洁，注意关闭门窗，启用防跌倒警示标识，治疗单清晰并按相关规定执行签名。

6.测： 观察湿热敷部位的情况，有无皮肤瘙痒、水疱等不良反应。

（四）实施

见操作流程与评分标准。

（五）健康教育

1. 告知患者/家属药物的作用、不良反应，以及湿热敷所需要的时间。

2. 告知患者在湿热敷期间减少活动。

3. 湿热敷后仔细观察局部反应，如疼痛、瘙痒、皮肤苍白、水疱应停药并告知医生。

4. 局部湿热敷后皮肤可出现药物颜色沉着和污染衣物。

5. 指导患者患肢制动休息。

6. 嘱患者饮食宜清淡、易消化、富有营养，勿食辛辣、刺激、肥甘厚腻之品。

（六）提问

1. 湿热敷治疗的禁忌证都有什么？

2. 关节扭伤多少小时内可以进行湿热敷？

第十七节　中药离子导入技术

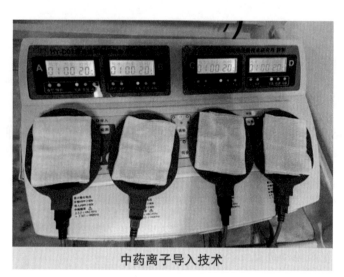

中药离子导入技术

中药离子导入技术是利用直流电将药物离子通过皮肤或穴位导入人体到达组织间隙，作用于病灶，达到活血化瘀、软坚散结、抗炎镇痛等作用的一种操作方法。

一、护理目标

缓解或消除因各类骨质增生疾病及腰肌劳损、关节扭伤、风湿性关节炎等疾病引起的疼痛、炎症等症状。

二、操作重点步骤

1. 评估患者的主要症状、临床表现、治疗部位的皮肤情况。

2. 协助患者取合适体位，暴露需要治疗的部位，去除治疗部位及其附近金属异物，冬季注意保暖。

3. 告知患者中药可致着色，数日后可自行消退。

4. 选好电极、衬垫，确定放置方法，先将衬垫用药液浸湿，金属极板不可直接接触患者皮肤。

5. 缓慢增加电流，至患者最大耐受量为宜，治疗时间为 20 ～ 30 分钟。

6. 治疗中根据患者适应程度可逐渐增减电流强度，直至患者的耐受量。在增减过程中，注意观察患者有无不适症状，如有不适，立即停用。

7. 治疗完毕，取出电极板，并电关闭电源，整理好设备，摆放整齐，擦拭干净，备用。

三、护理结局

1. 患者 / 家属对所做的解释和操作表示理解和满意。

2. 过程安全，无意外情况发生。

3. 达到预期目标及效果。

四、意外情况的预防及处理

1. 勿将电极板靠近对置在心脏部位，否则易增加心脏纤颤的危险。治疗部位有金属异物者、带有心脏起搏器者慎用此治疗方法。

2. 电极板放置人体后，严禁开 / 关电源，以免有电击感，应在开机后固定、在关机前取下电极板，在治疗过程中需要停止治疗，可按停止键后将电极板取下。同一输出线的两个电极不可分别放置于两侧肢体。

3. 治疗部位皮肤出现红疹、疼痛、水疱等，应立即停止治疗并通知医生，配合处置。

五、相关链接

中药离子导入技术主要用于偏瘫、肌萎缩，以及颈椎、胸椎、腰椎、膝肘关节、手指、足趾等各类骨质增生疾病，引以缓解各种急、慢性疾病引起的关节疼痛、腰背痛、颈肩痛、神经痛、肢体麻木及盆腔炎所致的腹痛等症状。

六、操作流程与评分标准

中药离子导入技术操作流程

操作步骤	操作标准	要点及注意事项
核对： 1. 患者床号、姓名、住院号 /ID 号等 2. 医嘱、护嘱、药物、治疗部位	1. 核对患者准确无误 2. 核对医嘱 / 护嘱正确	1. 使用 2 种以上身份识别方式 2. 医嘱双人核对
评估： 1. 当前主要症状、临床表现、既往史、药物过敏史及皮肤感知觉情况 2. 患者治疗部位的皮肤情况 3. 患者的舌象、脉象及心理状况	评估全面，无遗漏	禁忌： 有出血倾向者、孕妇下腹部、心脏起搏器植入者、体内有金属异物、对电流不耐受者均不宜此操作

操作步骤	操作标准	要点及注意事项
告知： 1.操作目的、作用、时间及过程，操作方法及局部感觉，取得患者合作 2.可能出现的不适、并发症及注意事项	患者/家属了解治疗目的、方法、注意事项及配合	根据患者的文化程度通俗易懂地告知
准备： 1.操作者：洗手，戴口罩 2.环境：安静整洁，温、湿度适宜 3.用物：中药制剂、离子导入治疗仪、治疗盘、棉衬套（垫片）2个、绷带或松紧搭扣、沙袋、隔水布、小毛巾、水温计，必要时备听诊器	1.护士操作前着装符合要求 2.用物准备齐全 3.环境适宜操作	
实施： 1.开机：打开电源开关 2.根据医嘱确定中频或者导入，选择处方：处方"1"为脉冲按摩导入，处方"2"为平稳矩形方波导入 3.选择部位：遵医嘱选择治疗部位 4.固定电极：测量中药温度（38～43℃），将衬套充分浸入中药液中，取出拧至半干（以不滴水为宜），将正负电极板放入衬套内，平放于治疗部位，正负两极均需放药外用隔水布覆盖，用绷带或松紧搭扣固定，必要时沙袋固定 5.调节剂量、时间：启动一路输出的开/关键，按动增加/减少键，缓慢调节电流强度，至患者最大耐受量，设定时间20～30分钟 6.询问与观察：观察患者治疗后的反应，询问患者有无不适，告知局部有烧灼针刺感不能耐受时立即通知护士。如发现异常，立即停止，及时处理 7.操作完毕后取出电极板，关闭电源，擦拭皮肤，观察皮肤的反应 8.协助患者穿衣，整理床单位 9.整理用物，洗手，做好记录	1.处方正确，剂量适宜 2保持电极板湿润，不滴水，与皮肤充分接触 3.操作过程中观察治疗效果与反应，随时询问患者有无不适 4.治疗中若出现不适能及时发现并及时、准确处理 5.局部擦干皮肤，体位舒适，床单位整齐，清理用过的物品	1.操作前向患者做好解释工作，以取得合作。注意保暖，防止受凉 2.注意消毒隔离，避免交叉感染 3.治疗过程中观察效果与反应，如发生电击，立即取出电极板，关闭电源停止治疗，报告医生，配合处理，给予患者心理安慰
记录： 1.患者一般情况和治疗局部皮肤情况 2患者的反应及病情变化 3.异常情况、处理措施及效果	记录及时准确，有效果评价	

中药离子导入操作考核评分标准

科室：　　　　　被考核人：　　　　　主考老师：　　　　　考核日期：

操作标准	分值	评分要求	扣分原因	得分
1. 核对患者准确无误，使用 2 种以上身份识别方式（3 分） 2. 核对医嘱正确，医嘱双人核对（2 分）	5	核对不全每项扣 1 分，最高扣 5 分		
1. 评估主要症状、临床表现、既往史、药物过敏史、皮肤感知觉情况及治疗部位皮肤情况（5 分） 2. 评估患者舌象、脉象、心理状况及二便情况（5 分）	10	评估不准确或漏评估一项扣 1 分		
患者/家属了解治疗目的、方法及配合事项	10	患者/家属不了解一项扣 1 分		
1. 护士操作前着装符合要求，洗手，戴手套（3 分） 2. 用物准备齐全：中药制剂、离子导入治疗仪、治疗盘、棉衬套（垫片）2 个、绷带或松紧搭扣、沙袋、隔水布、小毛巾、水温计、必要时备听诊器（10 分） 3. 环境适宜，患者卧位舒适，适宜操作（2 分）	15	1. 不合格每项扣 1 分 2. 用物缺一扣 1 分，最高扣 10 分		
1. 再次核对药剂，确认治疗部位（3 分） 2. 清洁皮肤，剂量、强度合适（5 分） 3. 输出剂量、时间、部位正确（10 分） 4. 未沾湿患者衣裤床单（2 分） 5. 观察治疗效果及询问患者有无不适（5 分） 6. 予患者行相关知识宣教（5） 7. 治疗完毕，抹干皮肤，协助患者穿衣，安排舒适体位，整理床单位，清理用物，洗手，记录（5 分）	35	不合格每项扣 1 分		
案例分析准确，中医健康宣教全面	10			
操作熟练，无菌观念强	10			
操作者语言亲切、通俗易懂，能完整体现护理要求	5			

总分：

七、操作案例

（一）案例

王某，女，35 岁，腰痛，主诉"腰部疼痛 1 周"。体格检查：T 36.5℃，P 87 次/分，BP 122/75mmHg，患者夜寐可，二便调，腰部活动轻度受限，行走时略感疼痛，皮肤无破损。门诊开具医嘱：局部中药离子导入阿是穴治疗，每日1次。

（二）评估

要素		评估	关键点及风险点
一般评估	一般资料	患者年龄35岁	无
	过敏史	无药物过敏史、消毒液无过敏史	有局部皮肤过敏的风险，询问患者的用药史
	既往史	无	无
专科评估	专科情况	患者腰部疼痛，行动较不灵活	1. 关注疼痛的程度 2. 防跌倒
	局部情况	皮肤无红肿，无瘢痕，无破损	用药治疗后局部皮肤的反应，如有瘙痒等过敏现象，避免搔抓
心理社会与知信行评估		对此操作的认知程度	护士应针对此项操作的目的、流程、效果进行宣教，防跌倒的宣教
		对疼痛、电流的耐受程度	患者对疾病的认知能力

（三）计划

1. 人

（1）护士：患者配合程度高，此项操作由考核合格的护士完成。

（2）患者：操作前应协助患者取舒适平卧位，注意保暖，保护患者隐私，根据患者的疼痛部位予中药离子导入选择。同时告知患者关注治疗期间的感受，有无瘙痒感或其他不适。

2. 机：使用屏风遮挡，保护患者隐私。

3. 料：准备中药制剂、离子导入治疗仪、治疗盘、棉衬套（垫片）2个、绷带或松紧搭扣、沙袋、隔水布、小毛巾、水温计，必要时备听诊器。所有物品包装完好，均在有效期内。

4. 法：操作中严格落实患者身份识别与三查七对制度，测量中药温度（38～43℃），将衬套充分浸入中药液中，取出拧至半干（以不滴水为宜），将正负电极板放入衬套内，平放于治疗部位，外用隔水布覆盖，用绷带或松紧搭扣固定，必要时沙袋固定，启动输出，调节电流强度缓慢调节电流，至患者最大耐受量。

5. 环：病室环境安静、整洁、舒适，注意屏风遮挡，启用防跌倒、防烫伤警示标识，治疗单清晰并按相关规定执行签名。

6. 测：观察导入部位情况，有无灼热感及皮肤瘙痒等不良反应。

（四）实施

见操作流程与评分标准。

（五）健康教育

1.告知患者/家属药物的作用、不良反应及治疗所需要的时间。

2.告知患者在治疗期间切勿乱动。

3.治疗期间仔细观察局部反应，如疼痛、瘙痒应停止治疗并告知医生。

4.局部治疗后可出现药物颜色沉着和污染衣服。

（六）提问

1.中药离子导入的注意事项有哪些？

2.中药离子导入的适应证范围有哪些？

第十八节 中药热熨敷技术

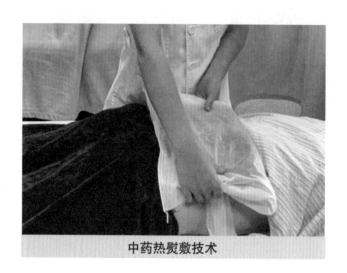

中药热熨敷技术

中药热熨敷技术是将中药加热后装入布袋，在人体局部或一定穴位上移动，利用温热之力使药性通过体表透入经络、血脉，从而达到温经通络、行气活血、散寒止痛、祛瘀消肿等作用的一种操作方法。

一、护理目标

缓解风湿痹证引起的关节冷痛、酸胀、沉重、麻木，跌打损伤等引起的局部瘀血、肿痛，扭伤引起的腰背不适、行动不便，脾胃虚寒所致的胃脘疼痛、腹冷泄泻、呕吐等症状。

二、操作重点步骤

1. 评估环境，温、湿度适宜；评估患者病情，当前主要临床表现、既往史、药物过敏史以及有无感觉迟钝/障碍，患者实施热熨敷处的皮肤情况，患者对热及疼痛的敏感和耐受程度。

2. 根据治疗部位选择合适的体位，暴露热熨敷的部位，注意遮挡和保暖。

3. 热熨敷部位根据病情而定。

4. 热熨敷的方法：先用棉签在药熨部位涂一层凡士林，将药袋放到患处或相应穴位处用力来回推熨，以患者能耐受为宜。力量要均匀，开始时用力要轻，速度可稍快，随着药袋温度的降低，力量可增大，同时速度减慢。药袋温度过低时，及时更换药袋或加温。

5.热熨敷时间：每次 15 ～ 30 分钟，每日 1 ～ 2 次。

6.热熨敷温度：将药物加热至 50 ～ 60℃。

7.随时观察局部皮肤情况，询问患者有无灼热感，及时调整时间和温度，防止灼伤。注意患者全身情况或病情变化，了解患者的心理和生理感受。

8.热熨敷完毕，用纱布清洁局部皮肤，协助患者整理衣物，整理床单位，取舒适体位。

9.记录患者的一般情况和热熨敷的局部皮肤情况，异常情况处理措施及效果。

三、护理结局

1.患者 / 家属对护士的解释和操作表示理解和满意。

2.取穴或定位正确，正确运用治疗手法。

3.治疗过程安全，无意外发生。

4.起到一定的温经通络、行气活血、散寒止痛、祛瘀消肿的作用。

5.在一定程度上缓解了各种虚寒的症状。

6.影响热熨敷疗效的因素包括体位、部位、方法、时间、温度、治疗药物。

四、意外情况的预防及处理

烫伤

发生原因：治疗时间过久或温度过高。

临床表现：患者皮肤发红或起水疱。

预防和处理：①操作前要对患者进行宣教，例如治疗时间、适宜温度及皮肤感觉。②治疗时启用防烫伤警示标识。③备烫伤膏。④治疗过程中随时询问患者的感受，查看皮肤情况。

五、相关链接

中药热熨敷治腰痛

穴位：肾俞（第 2 腰椎棘突旁开 1.5 寸）。

方法：选准穴位后，清洁皮肤，加热药包，先用棉签在药熨部位涂一层凡士林，将药袋放到患处或相应穴位处用力来回推熨，以患者能耐受为宜。力量要均匀，开始时用力要轻，速度可稍快，随着药袋温度的降低，力量可增大，同时速度减慢。药袋温度过低时，及时更换药袋或加温。

肾俞是掌控肾脏寒湿之气的穴位，可以治疗腰痛、月经不调、水肿等疾病。

六、操作流程与评分标准

中药热熨敷技术操作流程

操作步骤	操作标准	要点及注意事项
核对： 1.患者床号、姓名、住院号/ID号等 2.医嘱、护嘱、药物、热熨敷部位	1.核对患者准确无误 2.核对医嘱、护嘱正确	1.使用2种以上身份识别方式 2.医嘱双人核对
评估： 1.患者当前主要症状、既往史、舌象、脉象情况及有无感觉迟钝/障碍 2.实施热熨敷的皮肤情况 3.患者的心理状况及对热的敏感和耐受程度	1.准确评估患者的主要症状、临床表现、证型、既往史 2.患者实施热熨敷处的皮肤完好性，有无感觉迟钝/障碍 3.患者的心理状况和对热的敏感和耐受程度	禁忌： 孕妇腹部及腰骶部、大血管处、皮肤破损及炎症、局部感觉障碍处忌用
告知： 1.操作的目的及过程 2.可能出现的不适、并发症及注意事项	患者/家属了解热熨敷的操作目的及过程、方法并配合操作，嘱患者排空二便	治疗过程局部皮肤可能出现烧灼、热烫的感觉或烫伤、起水疱等情况
准备： 1.操作者：洗手，戴口罩 2.环境：温、湿度合适 3.物品：治疗盘、遵医嘱准备药物及器具、凡士林、棉签、纱布袋（2个）、大毛巾、纱布或纸巾，必要时备屏风、毛毯、测温仪、烫伤膏 4.患者：取合适体位，暴露治疗部位，保暖	1.护士操作前着装符合要求 2.选择合适的药包 3.环境适宜，患者卧位舒适，适合操作	1.选择合适的操作方式及所需的工具 2.注意房间温、湿度适宜，必要时备屏风，保护患者隐私
实施： 1.定位：遵医嘱确定热熨敷的部位 2.热熨敷：局部涂凡士林，将药袋放到患处或相应穴位处用力来回推熨，每次15～30分钟。力量要均匀，药袋温度过低时，及时更换药袋或加温 3.观察：观察局部皮肤及病情变化，询问患者有无不适，防止烫伤 4.热熨敷完毕：擦净局部皮肤 5.整理：协助患者穿衣，安排舒适体位，整理床单位，整理用物	1.定位准确及热熨敷方法合适 2.热熨敷部位感到温热但无灼热感为度，时间15～30分钟 3.局部皮肤微红，无烫伤 4.治疗完毕，丢弃药袋，清洁局部皮肤 5.协助患者穿衣，取舒适卧位，整理床单位，整理用物	1.治疗部位宜从上往下来回熨敷，操作过程中应保持药袋温度，温度过低则需及时更换或加温 2.药熨温度适宜，一般保持50～60℃，不宜超过70℃。年老、婴幼儿及感觉障碍者，药熨温度不宜超过50℃。操作中注意保暖 3.药熨过程中应随时听取患者对温度的感受，观察皮肤颜色变化，一旦出现水疱或烫伤时应立即停止，并给予适当处理 4.热熨敷后皮肤出现微红灼热，属于正常现象。如出现水疱，小水疱可自行吸收，大者可经局部消毒，用灭菌针头刺破水疱下缘，将液体挤干，外涂烫伤膏

续表

操作步骤	操作标准	要点及注意事项
记录： 1. 患者的一般情况和热熨烫部位的局部皮肤情况 2. 热熨敷的时间 3. 患者的反应及病情变化 4. 异常情况、处理措施及效果	1. 准确记录患者的一般情况和热熨敷的局部皮肤情况 2. 准确记录热熨敷的时间，患者的反应及病情变化，异常情况、处理措施及效果	

中药热熨敷技术操作考核评分标准

科室：　　　　被考核人：　　　　主考老师：　　　　考核日期：

操作标准	分值	评分要求	扣分原因	得分
1. 核对患者准确无误（3分） 2. 核对医嘱/护嘱正确（2分）	5	核对不全每项扣1分，最高扣5分		
1. 准确评估患者当前主要症状、既往史、舌象、脉象、有无感觉迟钝/障碍、实施热熨敷处的皮肤情况（5分） 2. 患者的心理状况及对热的敏感和耐受程度（5分）	10	评估不准确或漏评估一项扣1分		
患者/家属了解中药热熨敷的操作目的、方法并配合操作，了解中药热熨敷的知识	10	患者/家属不了解一项扣1分		
1. 护士操作前着装符合要求，洗手，戴手套（3分） 2. 用物准备齐全：治疗盘、遵医嘱准备药物及器具、凡士林、棉签、纱布袋（2个）、大毛巾、纱布或纸巾，必要时备屏风、毛毯、测温仪、烫伤膏（10分） 3. 环境适宜，患者卧位舒适，适宜操作（2分）	15	1. 不合格每项扣1分 2. 用物缺一扣1分，高扣10分		
1. 确定热熨敷部位及合适的热熨包（2分） 2. 定位准确（5分） 3. 实施时动作轻柔，说明操作配合要点（10分） 4. 治疗温度适宜（2分） 5. 治疗时间适宜（3分） 6. 治疗时询问患者感受和查看皮肤情况（5分） 7. 交代患者治疗后的注意事项（8分） 8. 用物整理符合要求（3分） 9. 操作完毕，整理患者卧位舒适，床单元整洁，洗手，记录（2分）	40	不合格每项扣1分		
案例分析正确，中医健康宣教全面	10			

操作标准	分值	评分要求	扣分原因	得分
正确记录并报告患者皮肤异常情况	3			
操作者仪表端庄，服装整洁	2			
操作者表情自然，语言亲切、通俗易懂，能完整体现护理要求	5			

总分：

七、操作案例

（一）案例

张某，女，50岁，腰痛，主诉"腰痛3年，加重1周"。体格检查：T 36.5℃，P 70次/分，R 20次/分，BP 122/70mmHg，患者精神好，四肢活动正常，走路、弯腰或提重物时腰部疼痛加重。舌暗，苔白，脉弦。医生开具医嘱：中药热熨敷，每日1次。

（二）评估

要素		评估要点	关键点及风险点
一般评估	一般资料	患者年龄50岁	无
	过敏史	无药物过敏	有局部皮肤过敏或烫伤的风险，询问患者的用药史
	既往史	腰痛3年	无
专科评估	全身情况	患者体质属气滞血瘀型，腰部疼痛	1. 避风寒、慎起居、调情志 2. 关注疼痛的程度
	专科情况	腰部遇寒则痛，喜温、喜按	1. 指导患者进食活血化瘀之品，忌生冷、辛辣、刺激性食物 2. 指导患者腰部保暖，勿弯腰提重物
	局部情况	皮肤完好，无瘢痕，无破损	1. 烫伤：小水疱可自行吸收，水疱较大者可经局部消毒，用灭菌针头刺破水疱下缘，将液体挤干，外涂烫伤膏 2. 感染：护士必须掌握水疱的规范处理 3. 局部皮肤发红：涂凡士林保护

要素	评估要点	关键点及风险点
心理社会与知信行评估	对此项操作的认知程度	护士因针对此项操作的目的、流程、效果进行宣教，悬挂防烫伤标识
	对疼痛的耐受程度	患者对及疾病的认知程度

（三）计划

1. 人

（1）护士：患者配合程度高，此项操作由考核合格的护士完成。

（2）患者：操作前需协助取俯卧位，注意保暖，保护患者隐私，中药热熨敷的部位选择在腰部。同时告知患者关注热熨敷时的感受，有无温热感或者灼热感。

2. 机：使用床帘遮挡，保护患者隐私。

3. 料：准备治疗盘、遵医嘱准备药物及器具、凡士林、棉签、纱布袋2个、大毛巾、纱布或纸巾，必要时备屏风、毛毯、测温仪。

4. 法：操作中严格落实患者身份识别与三查七对制度，遵循无菌操作原则及中药热熨敷的操作流程。

5. 环：病房安静、整洁、注意关闭门窗，启用防跌倒，防烫伤警示标识，治疗单清晰并按相关规定执行签名。

6. 测：观察热熨敷部位的皮肤情况，有无灼热感及皮肤瘙痒等不良反应。

（四）实施

见操作流程与评分标准。

（五）健康教育

1. 告知患者/家属药物的作用、不良反应，以及热熨敷所需要的时间（约15～30分钟）。

2. 告知患者在热熨敷期间不要随意改变体位。

3. 热熨敷期间要注意观察局部反应，如灼热、瘙痒应及时告诉护士。

4. 患者属于气滞血瘀证，腰部要注意保暖。

（六）提问

中药热熨敷技术的适应证及注意事项是什么？

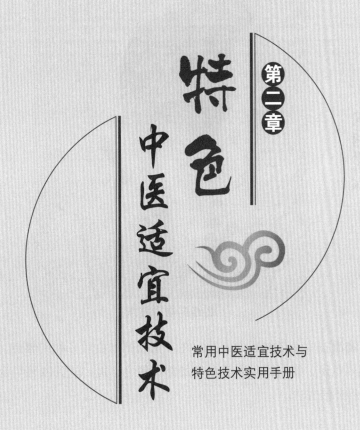

第二章

特色

中医适宜技术

常用中医适宜技术与
特色技术实用手册

第一节　刺络药物罐技术

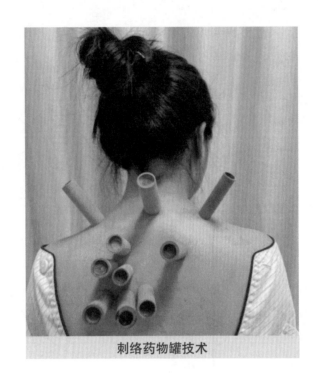

刺络药物罐技术

刺络药物罐技术是以竹罐为工具，在穴位点刺出血后，利用燃烧、蒸气、水煮等方法造成罐内负压，使药罐吸附于点刺的部位使之出血，达到减轻局部疼痛、改善血液循环的一种外治方法。

一、护理目标

减轻患者局部疼痛，改善血液循环，增强机体免疫力，营养脊髓等。

二、操作重点步骤

1. 评估患者发病部位、主要症状、相关因素、既往史及心理状态。

2. 协助患者取合适体位，治疗部位需暴露皮肤，注意备屏风遮挡，操作前去除患者身上的一切金属物品，如治疗区域内有汗水应擦干。

3. 根据患者病证选取相应主穴及配穴进行刺破。

4. 根据部位的需求选择合适的药罐，将药罐置于治疗部位，衔接好与治疗体表的距离。

5. 根据患者的耐受程度调节药罐的合适温度，以防烫伤。

6. 治疗过程中应经常询问、观察患者反应，如诉过热、头晕、心慌等不适，应停止治疗，及时处理。

7. 治疗完毕，取下药罐，清洁皮肤，注意保暖，整理物品。

三、护理结局

1. 患者 / 家属对所做的治疗和操作表示理解和满意。

2. 治疗过程安全，无意外情况发生。

3. 局部疼痛、肌肉紧张等症状得以缓解。

四、意外情况的预防及处理

1. 烫伤：治疗期间时，请勿将过烫的药罐直接与人体接触，可甩干水分后停留两三秒，药罐应保持干燥，每次治疗时间不超过 30 分钟，加强巡视。

2. 药罐脱落：药罐温度不宜过低，不可有破损、裂痕、漏气，以免负压不足发生药罐脱落；不要随意移动体位，以免罐口松动。

3. 感染：治疗前后均用消毒液消毒皮肤，用物做到一人一针一罐，一穿刺一更换，避免交叉感染。

五、相关链接

1. 刺络药物罐治疗的适应证：椎管狭窄、腰椎间盘突出症、颈椎病、脑梗死后遗症、肩周炎、膝关节炎、肢端麻木等。

2. 刺络药物罐治疗的禁忌证：晕血、晕针、出血倾向、凝血功能障碍、糖尿病、重症心血管疾病、活动性结核、恶性肿瘤、孕妇、高热抽搐、皮肤溃疡 / 破损、药物过敏者禁用。

六、操作流程与评分标准

刺络药物罐技术操作流程

操作步骤	操作标准	要点及注意事项
核对： 1. 患者床号、姓名、住院号 /ID 号等 2. 医嘱、诊断、治疗部位	1. 核对患者准确无误 2. 核对医嘱 / 护嘱正确	1. 使用 2 种以上身份识别方式 2. 医嘱双人核对

操作步骤	操作标准	要点及注意事项
评估： 1. 当前主要症状、临床表现、既往史、药物过敏史及对疼痛的感受情况 2. 患者治疗部位的皮肤情况 3. 患者的心理状况	1. 全面评估当前主要症状、临床表现、既往史及药物过敏史、舌象、脉象及二便情况 2. 全面评估拔罐部位的皮肤情况及对热的敏感性及有无晕针等情况 3. 全面评估对疼痛的耐受程度	1. 出血倾向、皮肤溃疡/破损、药物过敏、重症心血管疾病、活动性结核、恶性肿瘤、孕妇禁用 2. 弹刺皮肤要"快""准"，做到无痛穿破技巧
告知： 1. 操作目的及过程，指导患者配合 2. 可能出现的不适及注意事项等	患者/家属了解刺络药物罐的目的、方法及配合事项	选用通俗易懂的语言告知患者
准备： 1. 操作者：洗手，戴口罩 2. 环境：安静整洁，温度适宜，必要时备屏风 3. 用物：微波炉、药包、煮药锅、药罐、大毛巾、小毛巾、消毒液、消毒棉球、弯盘、敷贴、治疗巾、药罐夹、纱块、穿刺笔、手套 4. 患者：取舒适体位，注意保暖	1. 护士操作前着装符合要求 2. 用物准备齐全，患者卧位舒适，适合操作 3. 环境适宜 4. 选择正确的主穴和配穴	
实施： 1. 打开电磁炉电源，煮药锅内放水，将药包放入，药水煮滚，协助患者取舒适体位，治疗部位需暴露，治疗部位毛发过多者应刮除，必要时屏风遮挡 2. 询问患者治疗部位有无皮肤过敏史，有无药物过敏史，观察皮肤有无溃疡/破损，确定治疗部位 3. 消毒皮肤，用穿刺笔在治疗部位取穴弹刺 4. 按照治疗部位的近远距离确定上罐顺序，注意药罐的温度不可过高或过低 5. 观察药罐的松紧情况与病情变化，询问患者有无不适，途中巡视 6. 治疗完成后取下药罐，纱块蘸湿药液清洁皮肤，刺络处贴上敷贴，注意保暖 7. 整理物品	1. 患者皮肤无溃疡/破损，无药物过敏、皮肤过敏史等 2. 治疗部位充分暴露，毛发部位清洁干净 3. 药罐温度、松紧度适宜 4. 罐口无破损、裂痕、漏气，紧密贴合皮肤 5. 密切观察患者的反应	1. 操作前向患者做好解释工作，以取得合作 2. 治疗期间因充分暴露皮肤，应注意保护患者隐私及保暖 3. 药罐温度不可过烫，煮沸时间不宜过长 4. 治疗期间患者若出现任何不适，应停止操作，密切观察病情变化 5. 治疗后注意避风寒，保暖
记录： 1. 患者的一般情况 2. 患者的反应及病情变化 3. 异常情况、处理措施及效果	记录及时准确，有效果评价	观察穿刺皮肤的愈合情况，留罐皮肤有无水疱

刺络药物罐技术操作考核评分标准

科室： 被考核人： 主考老师： 考核日期：

操作标准	分值	评分要求	扣分原因	得分
1. 核对患者准确无误，使用 2 种以上身份识别方式（3 分） 2. 核对医嘱正确，医嘱双人核对（2 分）	5	核对不全每项扣 1 分，最高扣 5 分		
1. 全面评估治疗部位（5 分） 2. 全面评估当前的主要症状、临床表现、既往史、过敏史、心理状况、舌象、脉象、对疼痛及热的敏感度等（5 分）	10	1. 不合格每项扣 1 分 2. 评估不全每项扣 0.5 分		
评估操作前环境适宜，温度适宜	5			
1. 患者 / 家属了解治疗目的、方法及配合事项（5 分） 2. 采取合理体位，充分暴露刺络部位，保暖（2 分） 3. 保护患者隐私，必要时屏风遮挡（3 分）	10	不合格每项扣 1 分		
1. 护士操作前着装符合要求：洗手，戴口罩（5 分） 2. 用物准备齐全：微波炉、药包、煮药锅、药罐、大毛巾、小毛巾、消毒液、消毒棉球、弯盘、敷贴、治疗巾、药罐夹、纱块、穿刺笔、手套（5 分） 3. 环境适宜，患者卧位舒适，适宜操作（5 分）	15	1. 不合格每项扣 1 分 2. 用物缺一扣 1 分		
1. 再次核对治疗部位，消毒皮肤，选择穴位弹刺，弹刺手法准确（10 分） 2. 药罐温度、松紧度适宜（5 分） 3. 部位选择正确，药罐放置部位相符（10 分） 4. 予患者行治疗后注意事项及宣教（2 分） 5. 观察反应及询问患者有无不适（3 分） 6. 操作完毕，清洁皮肤，安排舒适体位，整理床单位，清理用物（5 分）	35	不合格每项扣 1 分		
案例分析准确，中医健康宣教全面	10	不合格每项扣 1 分		
操作熟练，无菌观念强	5	不合格每项扣 1 分		
操作者语言亲切、通俗易懂，能完整体现护理要求	5			

总分：

七、操作案例

（一）案例

王某，女，52 岁，诊断"神经根型颈椎病"，主诉"颈肩疼痛 2 月余，伴左上肢放射性疼痛、麻木 15 天"。体格检查：T 36.0 ℃，P 89 次 / 分，R 20 次 / 分，BP 135/81mmHg，患者精神好，颈肩部疼痛，痛处固定，夜间加重，伴左上肢放射性疼痛、麻木，以左上臂为主。遵医嘱予刺络药物罐治疗，每周 2 次。

（二）评估

要素		评估要点	关键点及风险点
一般评估	一般资料	患者年龄 52 岁	无
	过敏史	无药物过敏史，对中药无过敏史	有局部皮肤过敏的风险，询问患者的用药史
	既往史	无晕血、晕针	无
专科评估	全身情况	无糖尿病及心血管疾病	1. 指导患者睡低枕 2. 注意避风寒、畅情志
	专科情况	颈肩部疼痛及肢体疼痛、麻木的情况	1. 关注疼痛的程度 2. 关注麻木的程度
	局部情况	颈肩部皮肤完整	1. 留罐后注意穿刺口的愈合情况 2. 避免抓挠
心理社会与知信行评估		对此项操作的认知程度	护士应针对此项操作的目的、流程、效果进行宣教
		对热的耐受程度	患者怕冷不怕热
		对疼痛的耐受程度	患者对疾病的认知程度

（三）计划

1. 人

（1）护士：患者配合程度高，此项操作由考核合格的护士完成。

（2）患者：操作前需协助取坐位或者卧位，注意保暖，保护患者隐私，根据患者的临床症状予选择主穴及配穴。同时告知患者关注留罐后的感受，有无过烫及皮肤瘙痒。

2. 机： 使用床帘遮挡，保护患者隐私。

3. 料： 微波炉、药包、煮药锅、药罐、大毛巾、小毛巾、消毒液、消毒棉球、弯盘、瓶口贴、治疗巾、药罐夹、纱块、穿刺针等均在有效期内。药物罐煮沸时间不宜过久；用物做到一人一针一罐，一穿刺一更换。

4. 法： 操作中严格落实患者身份识别与三查七对制度。纱块蘸湿药液消毒皮肤，用穿刺笔在治疗部位弹刺取穴后上罐，上罐部位正确并无松动，途中询问患者有无不适，途中巡视，操作中遵循无菌操作原则及刺络药物罐操作流程。

5. 环： 治疗室安静、整洁，注意关闭门窗，启用防烫伤警示标识，治疗单清晰并按相关规定执行签名。

6. 测： 观察刺络部位的皮肤情况，有无感染及皮肤瘙痒等不良反应。

（四）实施

见操作流程与评分标准。

（五）健康教育

1. 告知患者／家属刺络药物罐的作用、不良反应，以及刺络药物罐所需要的时间。

2. 告知患者在留罐期间勿活动，以免引起药物罐脱落。

3. 上罐后多询问患者的感受，若出现任何不适，应停止操作并告知医生。

4. 刺络留罐可出现皮肤罐印及穿刺口属于正常现象，1周左右时间可以消散。

5. 穿刺口局部皮肤保持清洁。

6. 嘱患者饮食宜清淡、易消化、富有营养，勿食辛辣、刺激、肥甘厚腻之品。

（六）提问

1. 刺络药物罐治疗时，患者出现烫伤应如何处理？

2. 刺络药物罐的作用机制是什么？

第二节　大灸技术

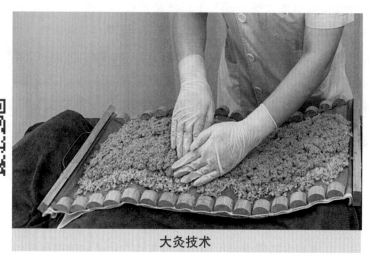

大灸技术

大灸技术是将艾绒放置在督脉及膀胱经的脊柱段上烧灼温熨，借助灸火的温和热力以及药物的作用，通过经络的传导，达到治疗顽固性疼痛、调节阳经气血、改善血液循环、提高机体免疫力、温阳祛寒等作用的操作方法。

一、护理目标

改善因风、寒、湿等所致的虚性疾病。

二、操作重点步骤

1. 评估患者的治疗部位、主要症状、相关因素、既往史及心理状态等。

2. 协助患者取合适体位，治疗部位需暴露皮肤，注意备屏风，去除患者身上一切金属物品，如区域内有汗水，应擦干后治疗。

3. 根据治疗部位面积的大小选择适量的姜粒、艾绒、药泥置于治疗部位，层次分明，紧贴皮肤。

4. 根据患者的耐受程度控制热度，以免发生烫伤。

5. 治疗过程中应经常询问、观察患者的反应及局部的皮肤情况。如果患者出现头晕、心慌等不适，应停止治疗，及时处理。

6. 治疗完毕，取下治疗药物，清洁皮肤，注意保暖。

7.整理物品。

三、护理结局

1.患者/家属对所做的解释和操作表示理解和满意。

2.过程安全,无意外情况发生。

3.局部疼痛、畏寒等症状得以缓解。

四、意外情况的预防及处理

1.烫伤:治疗期间时,注意患者皮肤的感知情况,避免治疗药物直接与人体接触,做好隔热措施,治疗部位过烫时予小风扇进行局部降温,每次治疗时间不超过2小时,加强巡视。

2.大灸塑形倒塌:各层治疗药物层次分明,每层药物应固定结实,避免过于松散,隔挡毛巾应有效固定。治疗时患者应选择舒适体位,不要随意移动体位,以免药物松动,引起倒塌。

五、相关链接

1.大灸治疗的适应证:慢性支气管炎、慢性腰肌劳损、增生性脊柱炎、神经衰弱、颈椎病、慢性胃炎、膝关节、强直性脊柱炎、类风湿关节炎等。

2.大灸治疗的禁忌证:有出血倾向、心力衰竭、恶性肿瘤、孕妇、高热抽搐、皮肤溃疡/破损、药物过敏者禁用。

六、操作流程与评分标准

大灸技术操作标准

操作步骤	操作标准	要点及注意事项
核对: 1.患者床号、姓名、住院号/ID号等 2.医嘱、护嘱、治疗部位	1.核对患者准确无误 2.核对医嘱/护嘱正确	1.使用2种以上身份识别方式 2.医嘱双人核对
评估: 1.当前主要症状、合作程度、临床表现、既往史、药物过敏史、舌苔、脉象、热烫敏感度、二便情况 2.患者治疗部位的皮肤情况 3.患者的心理状况	评估全面,无遗漏	

操作步骤	操作标准	要点及注意事项
告知： 1.操作目的及过程，指导患者配合 2.可能出现的不适、并发症及注意事项等	患者/家属了解大灸的目的、方法及配合事项	根据患者的文化程度通俗易懂地告知
准备： 1.操作者：洗手，戴口罩 2.环境：安静整洁，温、湿度适宜，备屏风 3.用物：艾绒、姜粒、药泥、中号毛巾、大毛巾、十字治疗巾、硅胶垫枕、纱块、持物钳、酒精、火机、喷水器、手套、一次性毛巾、大灸灸具、隔热板 4.患者：舒适体位，保暖	1.护士操作前着装符合要求 2.用物准备齐全 3.环境适宜操作	
实施： 1.患者取舒适体位，头面部放置硅胶垫枕，治疗部位需暴露，清洁皮肤，治疗部位毛发过多者应刮除，备屏风 2.询问患者治疗部位有无皮肤过敏史，有无药物过敏史，观察皮肤有无溃疡/破损，确定治疗部位 3.患者治疗部位周围用中号毛巾围裹严实，中间放置一次性毛巾 4.将药泥铺于一次性毛巾上，药泥厚薄、温度、大小面积适宜，紧密贴合皮肤，药泥灸前用前臂掌侧对药泥温度进行感受，以人体皮肤有舒适感为宜 5.将大灸灸具放置在药泥上方，放置平稳，姜粒平铺于灸具上，注意姜粒不可贴近灸具边缘，避免过于松散，姜粒厚度2～3cm、宽8～10cm 6.将艾绒平铺于姜粒上方，注意艾绒厚度为2～3cm，塑形良好，避免过于松散 7.用酒精纱块将艾绒点燃，开始治疗。治疗期间询问患者有无不适，途中巡视，密切观察。如局部温度过高，予局部隔热板降温 8.治疗结束后，清洁皮肤，注意保暖 9.整理物品	1.患者皮肤无溃疡/破损，无药物过敏、皮肤过敏史等 2.治疗部位充分暴露，毛发部位清洁干净 3.药泥温度、厚薄、大小面积适宜，紧密贴合皮肤 4.姜粒高低适宜，艾绒平铺塑形良好，层次分明，严实有度 5.患者治疗期间不可随意移动体位，以免治疗药物倒塌 6.密切观察患者的反应，途中巡视	1.操作前向患者做好解释工作，以取得合作 2.治疗期间因充分暴露皮肤，故应注意保护患者隐私及保暖 3.药泥温度不可过烫、过凉 4.治疗期间患者若出现任何不适，应停止操作，密切观察病情变化

续表

操作步骤	操作标准	要点及注意事项
记录： 1.患者的一般情况 2.患者的反应及病情变化 3.异常情况、处理措施及效果	记录及时准确，有效果评价	

大灸技术操作考核评分表

科室：　　被考核人：　　　　主考老师：　　　　考核日期：

操作标准	分值	评分要求	扣分原因	得分
1.核对患者准确无误，使用2种以上身份识别方式（3分） 2.核对医嘱正确，医嘱双人核对（2分）	5	核对不全每项扣1分，最高扣5分		
1.全面评估治疗部位及皮肤情况（4分） 2.当前主要症状、心理及合作程度、临床表现、既往史、药物过敏史、舌象、脉象、热烫敏感度、二便（8分） 3.评估操作前环境适宜，温度适宜（3分）	15	1.不合格每项扣1分 2.评估不全每项扣0.5分		
患者/家属了解治疗目的、方法及配合事项	10	不合格每项扣1分		
1.护士操作前着装符合要求：洗手，戴口罩（5分） 2.用物准备：艾绒、姜粒、药泥、中号毛巾、大毛巾、十字治疗巾、硅胶垫枕、纱块、持物钳、酒精、火机、喷水器、手套、一次性毛巾、大灸灸具、隔热板（5分） 3.环境适宜，患者卧位舒适，适宜操作（5分）	15	1.不合格每项扣1分 2.用物缺一扣1分		
1.再次核对治疗部位，消毒皮肤（3分） 2.药物温度适宜（5分） 3.部位选择正确，药物放置部位相符；姜粒厚薄均匀，艾绒平铺至2cm高，层次分明，松紧适宜（10分） 4.告知患者治疗期间的注意事项（2分） 5.观察治疗期间患者的反应及询问患者有无不适（5分） 6.注意保暖，温度过烫时予小风扇局部降温（5分） 7.操作完毕，清洁皮肤，安排舒适体位，予患者健康宣教（3分） 8.整理床单位，清理用物（2分）	35	不合格每项扣1分		

续表

操作标准	分值	评分要求	扣分原因	得分
案例分析准确，中医健康宣教全面	5	不合格每项扣1分		
操作熟练，无菌观念强	10	不合格每项扣1分		
操作者能完整体现护理要求	5			

总分：

七、操作案例

（一）案例

张某，女，65岁，诊断"腰椎间盘突出"，主诉"腰痛2月余，伴左下肢放射性疼痛、麻木15天"。体格检查：T 36.0℃，P 89次/分，R 20次/分，BP 124/81mmHg，入院时患者腰部疼痛，痛处固定，夜间加重，辗转翻身困难，左下肢放射性疼痛、麻木。舌淡暗，苔白，脉弦。遵医嘱予大灸治疗，每周1次。

（二）评估

要素		评估要点	关键点及风险点
一般评估	一般资料	患者年龄65岁	无
	过敏史	无药物过敏史，对中药无过敏史	有局部皮肤过敏的风险，询问患者的用药史
	既往史	无	无
专科评估	全身情况	无糖尿病及心血管疾病	注意避风寒、畅情志
	专科情况	腰部疼痛及肢体疼痛、麻木的情况	1. 指导患者睡硬板床 2. 关注疼痛的程度 3. 关注麻木的程度
	局部情况	腰部皮肤完整	1. 大灸治疗后注意皮肤情况 2. 避免搔抓
心理社会与知信行评估		对此项操作的认知程度	护士应针对此项操作的目的、流程、效果进行宣教
		对热的耐受程度	患者怕冷不怕热
		对疼痛的耐受程度	患者对疾病的认知程度

（三）计划

1.人

（1）护士：患者配合程度高，此项操作由考核合格的护士完成。

（2）患者：操作前需协助患者取俯卧位，注意保暖，保护患者隐私。同时告知患者关大灸后皮肤的情况，可能会出现皮肤瘙痒或者皮损。

2.机：使用床帘遮挡，保护患者隐私。

3.料：艾绒、姜粒（挤掉姜汁，以免刺激皮肤）、药泥（温度适宜）、中号毛巾、大毛巾、十字治疗巾、硅胶垫枕、纱块、持物钳、酒精、打火机、喷水器、手套、一次性毛巾、大灸灸具、隔热板等物品。

4.法：灸前嘱患者避免移动，移动之前要告知操作者，以防止意外的发生；操作中严格落实患者身份识别与三查七对制度；治疗部位周围用中号毛巾围裹严实，中间放置一次性毛巾，将药泥平铺于一次性毛巾上，大灸灸具放置在药泥上方，姜粒平铺于灸具上，将艾绒平铺于姜粒上方，用酒精纱块将艾绒点燃，开始治疗；治疗期间询问患者有无不适，及时了解患者的感受；操作时要多与患者沟通，及时了解其感受，掌控进程，避免燃烧过快导致烫伤或过慢影响疗效；加强巡视。

5.环：治疗室安静、整洁，注意关闭门窗，启用防烫伤警示标识，治疗单清晰并按相关规定执行签名。

6.测：观察大灸治疗部位的皮肤情况，有无皮肤破损及皮肤瘙痒等不良反应。

（四）实施

见操作流程与评分标准。

（五）健康教育

1.告知患者/家属大灸治疗的作用、不良反应，以及大灸治疗所需要的时间。

2.告知患者在大灸治疗中勿移动身体，以免艾绒坍陷引起烫伤。

3.大灸治疗过程中多询问患者的感受，若出现任何不适，应停止操作并告知医生。

4.大灸治疗可出现皮肤红晕现象。

5.大灸治疗当天勿沐浴，避风寒，多饮水。

6.饮食宜清淡、易消化、富有营养，勿食辛辣、刺激、肥甘厚腻之品。

（六）提问

1.患者出现烫伤后应如何处理？

2.大灸疗法的适应证有哪些？

第三节　虎符铜砭刮痧技术

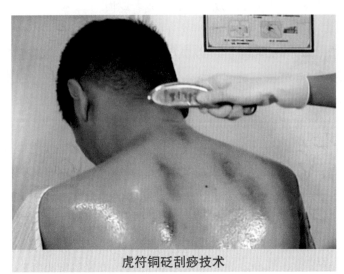

虎符铜砭刮痧技术

虎符铜砭刮痧技术是在中医经络腧穴理论的指导下，以虎符铜砭为工具，蘸取特制介质，通过徐而和的手法在人体皮部上进行反复刮动的操作方法。虎符铜砭刮痧技术是一种以通为治、以通为补、以通为泻、以通为健的治疗方法。

一、护理目标

同刮痧技术。

二、操作重点步骤

1. 评估患者的治疗部位、主要症状、相关因素、既往史及心理状态等。

2. 协助患者取合适体位，治疗部位需暴露皮肤，注意备屏风，取出患者身上一切金属物品，如区域内有汗水应擦干后治疗。

3. 根据患者的耐受程度控制刮痧的力度，以免发生损伤。

4. 治疗过程中应经常询问，观察患者的反应、皮肤情况及出痧情况。如有头晕、心慌等不适，应停止治疗及时处理。

5. 治疗完毕，观察出痧情况，清洁皮肤，注意保暖。

6. 整理物品。

三、护理结局

1. 患者 / 家属对所做的解释和操作表示理解和满意。

2. 过程安全，无意外情况发生。

3. 局部疼痛、不适症状得以缓解。

4. 治疗效果、异常情况及时得到观察、反馈和记录。

四、意外情况的预防及处理

1. 患者难以耐受，无法配合： 治疗过程中注意询问患者的感受，力度适中。

2. 患者皮肤破损： 治疗过程中加强观察。

3. 患者着凉： 注意保暖，使用暖气、暖风机等供暖设施。

五、相关链接

虎符铜砭刮痧可改善局部血液循环，降低肌张力，缓解肌痉挛。将它作为治疗工具，在患者体表的特定部位反复刮动，刺激经络，能起到疏风散寒、温通气血、舒筋通络、化瘀止痛的功效。

六、操作流程与评分标准

虎符铜砭刮痧技术操作流程

操作步骤	操作标准	要点及注意事项
核对： 1. 患者床号、姓名、住院号 /ID 号等 2. 医嘱、护嘱、治疗部位	1. 核对患者准确无误 2. 核对医嘱 / 护嘱正确	1. 使用 2 种以上身份识别方式 2. 医嘱双人核对
评估： 1. 当前主要症状、合作程度、临床表现、既往史、药物过敏史、舌象、脉象、疼痛敏感度、凝血功能、二便，女性询问经、带、胎、产情况 2. 患者治疗部位的皮肤情况 3. 患者的心理状况	1. 全面评估当前主要症状、临床表现、既往史、药物过敏史、舌象、脉象及二便情况 2. 全面评估刮痧部位的皮肤情况及对热的敏感性等情况 3. 全面评估对疼痛的耐受程度	1. 体形过于消瘦，局部皮肤有病变，有严重的心脑血管疾病，肝肾功能不全，全身浮肿，孕妇的腹部、腰骶部，有出血倾向者禁用 2. 过饥过饱、过度疲劳、醉酒者，不可用力大面积刮痧
告知： 1. 操作目的及过程，指导患者配合 2. 可能出现的不适、并发症及注意事项等	患者 / 家属了解刮痧的目的、方法及配合事项	根据患者的文化程度，运用通俗易懂的方法进行讲解告知

操作步骤	操作标准	要点及注意事项
准备： 1.操作者：洗手，戴口罩 2.环境：安静整洁，温、湿度适宜，备屏风 3.用物：治疗盘、铜砭、纱块、棉签，治疗碗内盛少许刮痧油，必要时备浴巾 4.患者：舒适体位，保暖	1.护士操作前着装符合要求 2.用物准备齐全 3.环境适宜操作	
实施： 1.患者取舒适体位，治疗部位需暴露，清洁皮肤，备屏风 2.询问患者的治疗部位有无皮肤过敏史、药物过敏史，观察皮肤有无溃疡/破损，确定治疗部位 3.将石蜡油涂于治疗部位（头面部治疗无需润滑），大小面积适宜，润滑铜砭 4.刮痧时从上至下，按一个方向刮痧，以皮肤出现紫红色刮点为宜。刮具干涩时及时润滑再刮，一般每个部位刮20次左右 5.治疗结束后，清洁皮肤，注意保暖 6.交代注意事项，健康宣教 7.整理物品	1.患者皮肤无溃疡/破损，无药物过敏史、皮肤过敏史等 2.治疗部位充分暴露，毛发部位清洁干净 3.密切观察患者的出痧情况，询问患者的感受，根据患者局部皮肤的变化调节力度	1.操作前向患者做好解释工作，以取得合作 2.治疗期间因充分暴露皮肤，故应注意保护患者隐私及保暖 3.力度不宜过大，以刮者能耐受，不受惊为宜；频率稳定，不紧不慢。治疗期间患者若出现不适，应停止操作，密切观察病情变化
记录： 1.患者的一般情况 2.患者的反应及病情变化 3.异常情况、处理措施及效果	记录及时准确，有效果评价	

虎符铜砭刮痧技术操作考核评分标准

科室：　　　　被考核人：　　　　主考老师：　　　　考核日期：

操作标准	分值	评分要求	扣分原因	得分
1.核对患者准确无误，使用2种以上身份识别方式（3分） 2.核对医嘱正确，医嘱双人核对（2分）	5	核对不全每项扣1分，最高扣5分		

操作标准	分值	评分要求	扣分原因	得分
1. 全面评估治疗部位及皮肤情况（5分） 2. 当前主要症状、心理及合作程度、临床表现、既往史、药物过敏史、舌苔、脉象、疼痛的敏感度、凝血功能、二便、女性月经情况（5分） 3. 评估操作前环境适宜，温度适宜（5分）	15	1. 不合格每项扣1分 2. 评估不全每项扣0.5分		
患者/家属了解治疗目的、方法及配合事项	10	不合格每项扣1分		
1. 护士操作前着装符合要求：洗手、戴口罩（5分） 2. 用物准备：治疗盘，铜砭，纱块、棉签，治疗碗内盛少许石蜡油，必要时备浴巾及屏风等（5分） 3. 环境适宜，患者卧位舒适，适宜操作（5分）	15	1. 不合格每项扣1分 2. 用物缺一扣1分		
1. 再次核对治疗部位，湿润皮肤（3分） 2. 铜砭温度、润滑度适宜（5分） 3. 部位选择正确（5分） 4. 告知患者治疗期间的注意事项（2分） 5. 观察治疗期间患者的反应及询问患者有无不适（5分） 6. 注意保暖，力度过大注意调节（5分） 7. 操作完毕，清洁皮肤，安排舒适体位，予患者健康宣教（3分） 8. 整理床单位，清理用物（2分）	30	不合格每项扣1分		
案例分析准确，中医健康宣教全面	10	不合格每项扣1分		
操作熟练，无菌观念强	10	不合格每项扣1分		
操作者语言亲切、通俗易懂，能完整体现护理要求	5			

总分：

七、操作案例

（一）案例

张某，男，35岁，中医诊断"项痹（血瘀气滞）"，西医诊断"混合型颈椎病"，主诉"颈肩部疼痛伴头晕、头疼3个月"。体格检查：T 36.0℃，P 70次/分，R 20次/分，BP 120/70mmHg，患者入院时头晕，伴颈部活动受限，偶有视物旋转，大幅度活动颈椎可加重头晕症状，两肩部酸痛。遵医嘱予虎符铜砭刮痧治疗1次。

（二）评估

要素		评估要点	关键点及风险点
一般评估	一般资料	患者年龄 35 岁	无
	过敏史	无药物过敏史，对刮痧油无过敏史	有局部皮肤过敏的风险，询问患者过敏史
	既往史	无	无
专科评估	全身情况	患者一般情况良好	1. 避风寒、慎起居、畅情志 2. 指导清淡饮食，忌食生冷、辛辣、油腻之品，忌烟酒
	专科情况	颈肩部疼痛伴头晕、头痛	1. 关注疼痛情况 2. 注意颈肩部保暖
	局部情况	局部皮肤完好，无瘢痕，无破损	1. 铜砭刮痧时可能有皮肤破损的风险 2. 刮痧后皮肤有痧斑出现，注意保持清洁，避免搔抓 3. 出痧后 4 小时内忌洗凉水澡
心理社会与知信行评估		对此项操作的认知程度	护士应针对此项操作的目的、流程、效果进行宣教
		对疼痛的耐受程度	患者对疾病和操作的认知程度

（三）计划

1. 人

（1）护士：患者配合程度高，此项操作由考核合格的护士完成。

（2）患者：操作前需协助取俯卧位，注意保暖，根据患者的疼痛部位选择经络刮痧治疗。同时告知患者刮痧时后的感受，刮痧力度会不会太重或太轻及按照患者情况来实施补泻手法。

2. 机：必要时使用床帘遮挡，保护患者隐私。

3. 料：治疗盘，虎符刮痧板，无菌纱块（清洁皮肤用）包装完好且在有效期内，毛巾用以患者保暖。

4. 法：操作中严格落实患者身份识别与三查七对制度。刮痧油涂抹均匀后再刮痧；刮痧力度适宜，遵循虚则补之、实则泄泻之的补原则来实施操作手法。

5. 环：病室安静、整洁，光线明亮，温度适宜，注意关闭门窗，治疗单清晰并按相关规定执行签名。

6. 测： 观察刮痧部位的皮肤情况，有无皮肤破损等。

（四）实施

见操作流程与评分标准

（五）健康教育

1. 告知患者 / 家属刮痧后 4 小时后方可沐浴。

2. 刮痧后局部皮肤会出现紫红色瘀斑，一般 1 周左右即可消退。

3. 刮痧部位要注意保暖，避免吹风，多饮温开水，出汗者及时擦干。

4. 饮食宜清淡、易消化、富有营养，勿食辛辣、刺激、肥甘厚腻之品。

（六）提问

1. 虎符铜砭刮痧疗法的适应证是什么？

2. 患者在刮痧治疗中出现晕刮的临床表现是什么？如何预防及处理？

第四节　火龙罐技术

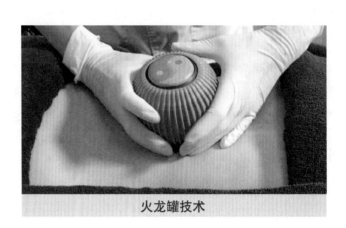

火龙罐技术

火龙罐技术是集推拿、刮痧、艾灸、按摩、烫熨、点穴功能于一体，结合揉、碾、推、按、点、摇、闪、震、熨、烫十种手法，兼以艾灸作用的新疗法。该技术完全避免了刮痧及负压走罐的疼痛感，以及传统火罐造成血淤栓塞的负作用，即刮即化即消，几乎无痛。

一、护理目标

改善风、寒、湿、瘀所致的各种病证，如颈椎病、腰椎病、强直性脊柱炎、软组织损伤、胃肠功能低下、月经不调、痛经，以及骨折后水肿、糖尿病微循环障碍所致的酸麻胀痛等。

二、操作重点步骤

1.定位：按医嘱确定施术部位，检查罐口有无破损，洗手，插艾炷。背部一般采用大罐，腹部用中罐，肩颈及四肢宜用小罐。

2.点火：火苗对准每个艾炷的中心，防止烧到罐口；观察艾炷燃烧升温是否均匀与正常，检查罐口温度是否过高。

3.施术：患者做好治疗前准备，施术部位抹上按摩膏或对证的润滑油进行按摩；操作者手先接触皮肤然后落罐，推法、刮法、灸法三位一体进行操作；操作时间一般30分钟。

（1）推法：运法，罐口平扣皮肤紧贴皮肤；推法，罐口抬起15°弧边推；拨法，罐口抬起15°弧边拨。

（2）刮法：推刮，回旋刮。

（3）灸法：温和灸，采用运法透热艾灸，用摇骰子的方式不断叩击罐体，使罐内空气流通，加大艾炷火力。

暂停使用和用完的罐必须放置在配套托盘上，盘内垫湿布或湿巾。

4. 观察：操作中随时观察，询问患者的感觉，调节手法力度；以微微汗出，皮松毛空为宜。

5. 处理：待罐放置到室温后，将燃烧后的艾炷倒入灭火容器中；将罐清洗干净，用 75% 乙醇擦拭消毒。

三、护理结局

1. 患者/家属对所做的解释和护理操作表示理解和满意。

2. 根据患者的治疗部位选择大小适宜的火龙罐。

3. 达到预期的目标及效果。

4. 患者疼痛、僵硬等症状得到一定缓解。

5. 影响疗效的因素包括适应证、火龙罐大小的选择、治疗部位、施术时间、操作手法等。

四、意外情况的预防及处理

烫伤

1. 罐体温度适当，不可过高也不可过低（罐温过高时可以放入罐座中冷却几秒再用）。

2. 大火龙罐可用直喷的打火器点燃，小火龙罐可用普通防风打火机点燃，切勿火焰过大使罐体迅速升高而发生炸裂。

3. 操作过程中注意把控罐温，注意施灸量和火候，避免过度和不正规晃动，以免艾条脱落、艾灰脱落，引起烫伤。

五、操作流程与评分标准

龙火罐技术操作流程

操作步骤	操作标准	要点及注意事项
核对： 1. 患者床号、姓名、住院号/ID 号等 2. 医嘱、护嘱、治疗部位	1. 核对患者准确无误 2. 核对医嘱/护嘱正确	1. 使用 2 种以上身份识别方式 2. 医嘱双人核对

操作步骤	操作标准	要点及注意事项
评估： 1.患者当前主要症状、临床表现、既往史、药物过敏史 2.患者治疗部位的皮肤情况、心理状态、对热的敏感和耐受程度	1.患者相关病情、既往病史、舌象、脉象、凝血功能、皮肤冷热敏感情况、痛觉情况、局部皮肤状况、心理状态及二便情况 2.全面评估治疗部位的皮肤情况 3.全面评估对疼痛的耐受程度	患有急性疾病者、接触性过敏或艾烟过敏者、不明原因内出血者、孕妇腰骶部及腹部、糖尿病末梢神经损伤者、严重外伤未缝合伤口局部、传染性疾病、情绪激动、精神病患者、醉酒者、吸毒人员禁用
告知： 1.火龙罐操作的目的及过程 2.告知患者注意事项，做好解释，取得患者配合	患者/家属了解操作目的、方法并配合操作	操作强度由轻到重，施术过程中不可用暴力
准备： 1.用物：治疗盘、火龙罐（大、中、小）、艾炷、纱块、打火器、蕲艾、精油（海南黄花梨精油或中药膏剂）、润滑油或万花油，必要时备浴巾、屏风、烫伤膏 2.环境：无易燃物品，室温合适，开窗通气 3.患者：取适合体位，暴露治疗部位	1.护士操作前着装符合要求 2.选择大小适宜的火龙罐，用物准备齐全 3.环境适宜，患者仰卧位舒适，适宜操作	
实施： 1.定位：按医嘱确定施术部位，检查罐口有无破损，洗手，插艾炷（背部一般采用大罐，腹部用中罐，肩颈及四肢宜用小罐） 2.点火：火苗对准每个艾炷中心，防止烧到罐口，观察艾炷燃烧升温是否均匀与正常，检查罐口温度是否过高 3.施术：患者做好治疗前准备，施术部位抹上按摩膏或对证的润滑油进行按摩；操作者手先接触皮肤然后落罐，推法、刮法、灸法三位一体进行操作；操作时间一般30分钟	1.体位舒适合理，暴露治疗部位；保暖 2.实施操作时动作轻柔，说明操作配合要点 3.定位，点燃，按摩，施术运罐操作正确，操作中随时观察，询问患者的感觉 4.用物整理符合要求 5.操作完毕，整理患者卧位舒适，床单元整洁	1.罐体温度适当，不可过高也不可过低（罐温过高时可以放入罐座中冷却几秒再用） 2.掌握治疗时间，以微微汗出，皮松毛空为宜 3.大火龙罐可用直喷的打火器点燃，小火龙罐可用普通防风打火机点燃，切勿火焰过大使罐体迅速升温而发生炸裂

续表

操作步骤	操作标准	要点及注意事项
（1）推法：运法，罐口平扣皮肤紧贴皮肤；推法，罐口抬起15°弧边推；拨法，罐口抬起15°弧边拨 （2）刮法：推刮，回旋刮 （3）灸法：温和灸，采用运法透热艾灸，用摇骰子的方式不断叩击罐体，使罐内空气流通，加大艾炷火力 4.暂停使用和用完的罐必须放置在配套托盘上，盘内垫湿布或湿巾 5.观察：操作中随时观察，询问患者的感觉，调节手法力度；以微微汗出，皮松毛空为宜 6.处理：待罐放置到室温后，将燃烧后的艾炷倒入灭火容器中；将罐清洗干净，用75%乙醇擦拭消毒		4.操作过程中注意把控罐温，注意施灸量和火候，避免过度和不正规的晃动，以免艾条脱落、艾灰脱落，引起烫伤
记录： 1.患者的一般情况和施术部位的皮肤情况 2.施术时患者的反应及病情变化 3.异常情况、处理措施及效果	正确记录并报告患者患处情况	观察施术部位皮肤红晕情况，有无烫伤

火龙罐技术操作考核评分标准

科室：　　　　被考核人：　　　　主考老师：　　　　考核日期：

操作标准	分值	评分要求	扣分原因	得分
1.核对患者准确无误（3分） 2.核对医嘱/护嘱正确（2分）	5	核对不全每项扣1分，最高扣5分		
1.评估患者当前主要症状、临床表现、既往史及药物过敏史、舌象、脉象（5分） 2.评估患者凝血功能、皮肤冷热敏感情况、痛觉情况、局部皮肤状况、心理状态及二便情况（5分）	10	不合格每项扣1分		
患者/家属了解操作目的、方法并配合操作	10	患者/家属不了解一项扣1分		

续表

操作标准	分值	评分要求	扣分原因	得分
1. 护士操作前着装符合要求，洗手，戴口罩，戴手套（3分） 2. 用物准备齐全：治疗盘、火龙罐（大、中、小）、艾炷、纱块、打火器、蕲艾、精油（海南黄花梨精油或中药膏剂）、润滑油或万花油，必要时备浴巾、屏风、烫伤膏（10分） 3. 环境适宜，患者体位舒适，暴露部位，注意保暖（2分）	15	1. 不合格每项扣1分 2. 用物缺一扣1分，最高扣10分		
1. 定位：按医嘱确定施术部位，检查罐口有无破损，洗手，插艾炷（背部一般采用大罐，腹部用中罐，肩颈及四肢宜用小罐）（5分） 2. 点火方法：火苗对准每个艾炷中心，防止烧到罐口。观察艾炷燃烧升温是否均匀与正常，检查罐口温度是否过高（5分） 3. 按摩：在施术部位给患者抹上按摩膏或对证的润滑油进行按摩（3分） 4. 施术：手先接触皮肤然后落罐，推法、刮法、灸法三位一体进行操作；操作时间一般30分钟；暂停使用和用完的罐必须放置在配套托盘上，盘内垫湿布或湿巾（15分） 5. 操作中随时观察，询问患者的感觉，调节手法力度；以微微汗出，皮松毛空为宜（3分） 6. 待罐放置到室温后，将燃烧后的艾炷倒入灭火容器中（2分） 7. 消毒：将罐清洗干净，用75%乙醇擦拭消毒（2分）	35	不合格每项扣1分		
1. 整理床单位，合理安排体位（2分） 2. 清理用物，归还原处，火龙罐处理符合要求，洗手，记录患者的一般情况和施术部位皮肤情况（5分） 3. 记录施术时患者的反应及病情变化（1分） 4. 记录异常情况、处理措施及效果（2分）	10	不合格每项扣1分		
案例分析准确，中医健康宣教全面	10			
操作者表情自然，语言亲切、通俗易懂，能完整体现护理要求	5			

总分：

六、操作案例

（一）案例

张某，女，56 岁，腰部扭伤，主诉"腰部疼痛 3 天"。体格检查：T 36.0℃，P 80次 / 分，R 20 次 / 分，BP 125/80mmHg，患者精神好，腰部疼痛，活动受限，疼痛评分4 分，皮肤无破损。门诊医生开具医嘱：腰部火龙罐治疗，每周 2 次。

（二）评估

要素		评估要点	关键点及风险点
一般评估	一般资料	患者年龄 56 岁	无
	过敏史	无药物过敏史，对艾炷无过敏史	有局部皮肤过敏的风险，询问患者的用药史
	既往史	无	无
专科评估	全身情况	患者年纪较大，行动不灵便	1. 指导患者腰部注意保暖。避风寒，慎起居 2. 防跌倒
	专科情况	腰部疼痛	1. 关注疼痛的程度 2. 必要时佩戴腰围下地活动，卧硬板床，不宜久站、久行、久坐，避免弯腰、急转身等动作 3. 腰背肌功能锻炼：三点式、五点式、燕子飞
	局部情况	局部皮肤红肿，无瘢痕，无破损	1. 治疗后观察腰部皮肤有无破损，有无红肿，皮肤红晕情况，有无烫伤 2. 避免搔抓
心理社会与知信行评估		对此项操作的认知程度	护士应针对此项操作的目的、流程、效果进行宣教，防烫伤意识
		对疼痛的耐受程度	患者对疾病的认知程度

（三）计划

1. 人

（1）护士：患者配合程度高，此项操作由考核合格的护士完成。

（2）患者：根据患者的疼痛及操作部位选择合适的体位，注意保暖，保护患者隐私。同时告知患者关注治疗后的感受，有无烫伤等情况。

2. 机：使用床帘遮挡，保护患者隐私。

3. 料：治疗盘、火龙罐（大、中、小）、艾炷、纱块、打火器、蕲艾、精油（海南黄花梨精油或中药膏剂）、润滑油或万花油，必要时备浴巾、屏风、烫伤膏。

4. 法：操作中严格落实患者身份识别与三查七对制度。

5. 环：无易燃物品，室温合适，开窗通气，治疗单清晰并按相关规定执行签名。

6. 测：观察治疗部位的皮肤情况，有无烫伤等不良反应。

（四）实施

见操作流程与评分标准。

（五）健康教育

1. 告知患者及家属火龙罐的作用、不良反应、火龙罐施术所需要的时间及相关注意事项。

2. 告知患者腰部保暖，卧硬板床休息，必要时佩戴腰围下地活动。

3. 治疗后仔细观察局部反应，如疼痛、皮肤破损应停止治疗并告知医生。

4. 饮食宜清淡、易消化，勿食辛辣、刺激、肥甘厚腻之品。

（六）提问

火龙罐技术适用于哪些病证？

第五节　平衡火罐技术

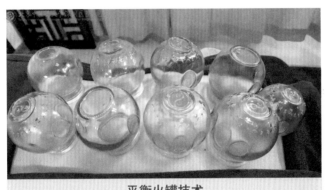

平衡火罐技术

平衡火罐技术是以中医理论为基础，以现代医学的神经反射为治疗途径，以自我修复、自我调节、自我完善为治疗核心，应用不同的火罐手法为治疗手段的操作方法。

一、护理目标

改善机体血液循环，疏通经络，调理气血，平衡阴阳，达到提高人体免疫力的作用。

二、操作重点步骤

1. 评估患者的主要症状、临床表现、既往史及药物过敏史、拔罐部位的皮肤情况、对疼痛的耐受程度、是否在经期或孕期；评估环境，无易燃易爆物品，光线明亮，温度适宜；检查火罐有无缺损、罐口是否光滑。

2. 协助患者取合适体位，暴露需要拔罐的部位，清洁皮肤，注意保暖，必要时用屏风遮挡患者，保护隐私。

3. 闪罐：在背部两侧膀胱经分别闪罐 3 个来回，每个来回先从上而下，再从下而上。

4. 揉罐：闪罐至火罐温热时，将火罐沿督脉及膀胱经走向揉背部 3 次，用温热的火罐均匀揉背部 1 分钟。

5. 抖罐：沿背部两侧膀胱经分别抖罐 3 个来回，使用 Z 形手法进行抖罐。

6. 走罐：涂少量润滑油于背部，沿督脉及膀胱经走向推罐 3 个来回，推罐吸力适中，顺序：先中间，后两边，以皮肤起红晕为度。

7. 留罐：抹净背部润滑油，将火罐留于膀胱经腧穴上，并保持一定间距，一般不超过 10 分钟。

8. 观察火罐的吸附情况，局部皮肤的红紫程度，有无烫伤或水疱；询问患者的感觉，如果感觉过紧过痛，随时调整或起罐。

9. 起罐：一手握住罐体底部稍倾斜，另一手持清洁敷料按压罐口边缘的皮肤，起罐，清洁皮肤，协助患者取舒适体位，注意保暖。

10. 清理用物。

三、护理结局

1. 患者 / 家属对所做的解释和护理操作表示理解和满意。

2. 根据患者症状正确拔罐。

3. 达到预期的目标及效果。

4. 拔罐后患者的风湿痹痛、肌肉紧张等症状得到一定缓解。

5. 影响疗效的因素包括适应证、火罐大小的选择、拔罐部位、拔罐手法、吸附力等。

四、意外情况的预防及处理

皮肤烫伤或起水疱：操作者应拧干酒精棉球，控制好罐内负压和温度，避开皮肤有伤口、疤痕或局部肿胀的部位，留罐时间不宜太长（一般 10 分钟即可）。如有烫伤，立即停止操作，及时清洁伤口，涂抹烫伤膏。如起水疱，视水疱大小的情况处理：小水疱可以不用处理，清洁消毒皮肤后，告知患者勿将水疱磨破防止感染；大水疱，清洁消毒皮肤后，用注射器抽出液体，告知患者保持局部皮肤干燥洁净，勿将患处皮肤磨破撕脱，必要时覆盖消毒敷料。

五、相关链接

（一）补泻原则

1. 顺时针为补，逆时针为泻。

2. 顺经络为补，逆经络或垂直为泻。

（二）疗效评价

1. 痧斑观察：通过观察走罐后痧斑出现的部位、形状、颜色，可以判断病位、病程、病性。经络循行线路和脏腑器官体表投影处出痧提示相应内脏功能失调，应是留罐重点部位。

（1）散在出痧、颜色浅淡，表明病程较短。

（2）痧出较多且点大成块、呈深红甚至紫色瘀斑，表明病程较长。

（3）走罐后紫黑而暗，多提示为血瘀。

（4）发紫伴有斑块，多提示为寒凝血瘀。

（5）呈散紫点、深浅不一，多提示为气滞血瘀。

（6）淡紫发青伴有斑块，多以虚证为主，兼有血瘀。

2. 罐斑观察：罐斑是指拔罐后吸拔部位出现的点片状紫斑、皮肤凸起，以及罐壁内水汽及皮温的改变。通过对分析罐斑颜色可协助诊断及疗效评价。

（1）紫黑而暗，或散在紫点状、颜色深浅不一，提示为气滞血瘀。

（2）紫色伴有斑块，提示为寒凝血瘀。

（3）罐口部呈紫黑色，提示为火毒。

（4）紫红或紫黑伴水气，提示为湿热。

（5）深紫色且中间有黑褐色斑纹，提示为肌肉风湿症和类风湿关节炎。

（6）紫红或紫黑，提示为血瘀。

（7）鲜红、深红、紫黑或丹痧，触之微痛，兼见身体发热者，提示为热毒。

（8）淡紫发青伴有斑块，提示为因虚致瘀。

（9）鲜红而艳，提示为阴虚或阴虚火旺。

（10）红而暗，提示为血脂高、血液黏稠度高，且伴热邪。

（11）皮肤发白，提示为血亏、虚寒、湿邪。

罐斑受拔罐负压、拔罐时间等因素的影响且与体质密切相关，罐斑无皮色变化，触之不温，多表明患者有虚寒证。一般阳证、热证、实证者的罐斑多呈现出鲜红色；阴证、寒证、血瘀证者多呈现紫红色、暗红色罐斑。

六、操作流程与评分标准

平衡火罐技术操作流程

操作步骤	操作标准	要点及注意事项
核对： 1. 核对患者床号、姓名、住院号/ID号等 2. 医嘱、护嘱、拔罐部位	1. 核对患者准确无误 2. 核对医嘱/护嘱正确	1. 使用2种以上身份识别方式 2. 医嘱双人核对

操作步骤	操作标准	要点及注意事项
评估： 1.当前主要症状、临床表现、既往史及血液疾病史 2.拔罐部位的皮肤情况 3.对疼痛的耐受程度 4.周围环境	1.全面评估当前主要症状、临床表现、既往史及血液疾病史、舌象、脉象、意识、活动能力、有无感知觉迟钝/障碍，女性患者是否在经期、孕期，以及二便情况 2.全面评估拔罐部位的皮肤情况 3.全面评估对疼痛的耐受程度 4.评估环境：无易燃易爆物品，光线明亮，温度适宜	禁忌： 血液病、孕妇、皮肤病患者或皮肤破损有瘢痕处
告知： 拔罐的目的、步骤、可能引起的不适	患者/家属了解操作目的、方法并配合操作	可能出现烫伤、起水疱等情况
准备： 1.操作者：洗手，戴口罩 2.环境：无易燃易爆物品，光线明亮，温度适宜 3.用物：火罐8个（火罐有无缺损，罐口是否光滑）、95%乙醇棉球、灭火广口瓶（内盛少量清水）、酒精灯、打火机、持物钳、万花油、洗手消毒液、纸巾或纱块、大毛巾2条，必要时备屏风 4.患者：排二便	1.护士操作前着装符合要求 2.选择大小合适的火罐，用物准备齐全 3.环境适宜，无易燃易爆物品，光线明亮，温度适宜操作	
实施： 1.体位：取合适的体位，暴露拔罐部位，清洁皮肤，注意保暖，保护隐私 2.闪罐：在背部两侧膀胱经分别闪罐3个来回，每个来回先从上而下，再从下而上 3.揉罐：闪罐至火罐温热时，将火罐沿督脉及膀胱经走向揉背部3次 4.抖罐：沿背部两侧膀胱经分别抖罐3个来回，使用Z形手法进行抖罐 5.走罐：涂少量润滑油于背部，沿督脉及膀胱经走向推罐3个来回，推罐吸力适中，先中间，后两边，以皮肤起红晕为度	1.体位舒适合理，暴露拔罐部位，注意保暖 2.实施操作时动作轻柔，说明操作配合要点，罐子大小选取合适 3.拔罐手法顺序正确 4.用物整理符合要求 5.操作完毕，整理患者卧位舒适，床单元整洁	1.拔罐部位正确，皮肤完好，避开瘢痕、伤口处 2.酒精棉球拧干，以防烫伤患者 3.拔罐力度大小适中，根据患者的耐受程度调节罐内负压 4.拔罐手法顺序要正确 5.留罐时间不宜过长，10分钟即可（告知患者留罐后勿变换体位以防罐子脱落） 6.告知患者拔罐后注意保暖，4小时后再沐浴，以及罐印消退的时间

续表

操作步骤	操作标准	要点及注意事项
6. 留罐：抹净背部润滑油，将火罐留于膀胱经腧穴上，并保持一定间距，一般不超过10分钟 7. 观察火罐的吸附情况，局部皮肤的红紫程度，有无烫伤或水疱；询问患者的感觉，如果感觉过紧过痛，随时调整或起罐 8. 一手握住罐体底部稍倾斜，另一手持清洁敷料按压罐口边缘的皮肤，起罐，清洁皮肤，协助患者取舒适体位，注意保暖 9. 根据病情、舌苔、脉象进行宣教，告知患者拔罐后多喝温开水，4小时后方可沐浴		
记录： 患者拔罐后观察皮肤情况，及时记录并签名	正确记录并报告患者患处情况	30分钟后巡视患者一次，观察患者皮肤情况

平衡火罐技术操作考核评分标准

科室：　　　　被考核人：　　　　主考老师：　　　　考核日期：

操作标准	分值	评分要求	扣分原因	得分
1. 核对患者准确无误（3分） 2. 核对医嘱/护嘱正确（2分）	5	核对不全每项扣1分，最高扣5分		
1. 评估患者当前主要症状、既往病史、凝血功能、皮肤冷热敏感情况（5分） 2. 评估舌象、脉象及拔罐部位皮肤情况（5分） 3. 评估痛觉情况、心理状态及二便情况（5分）	15	评估不准确或漏评估一项扣1分		
患者/家属了解平衡火罐的目的、方法并配合操作	10	患者/家属不了解一项扣1分		
1. 护士操作前着装符合要求，洗手，戴口罩（2分） 2. 物品：火罐8个（火罐有无缺损及罐口是否光滑）、95%乙醇棉球、灭火广口瓶（内盛少量清水）、酒精灯、打火机、持物钳、万花油、洗手消毒液、纸巾或纱块、备大毛巾2条，必要时备屏风（10分） 3. 体位舒适合理，暴露拔罐部位，保暖，环境无易燃易爆物品（3分）	15	1. 不合格每项扣1分 2. 用物缺一扣1分，最高扣10分		

续表

操作标准	分值	评分要求	扣分原因	得分
1. 乙醇棉球干湿适当（2分） 2. 点燃的明火在罐内中下段环绕，未烧罐口（3分） 3. 予平衡火罐五步骤： （1）闪罐：在背部两侧膀胱经分别闪罐3个来回，每个来回先从上而下，再从下而上 （2）揉罐：闪罐至火罐温热时，将火罐沿督脉及膀胱经走向揉背部3次 （3）抖罐：沿背部两侧膀胱经分别抖罐3个来回，使用Z形手法进行抖罐 （4）走罐：涂少量润滑油于背部，沿督脉及膀胱经走向推罐3个来回，推罐吸力适中，先中间，后两边，以皮肤起红晕为度 （5）留罐：抹净背部润滑油，将火罐留于膀胱经腧穴上，并保持一定间距，一般不超过10分钟（20分） 4. 随时检查火罐的吸附情况，局部皮肤红紫的程度，皮肤有无烫伤或水疱；留罐时间10分钟，询问患者的感受，告知注意事项（3分） 5. 起罐方法正确（2分）	30	不合格每项扣1分		
1. 整理床单位，合理安排体位（5分） 2. 清理用物，归还原处，火罐处理符合要求，洗手，记录（5分）	10	不合格每项扣1分		
案例分析准确，中医健康宣教全面	10			
操作者表情自然，语言亲切、通俗易懂，能完整体现护理要求	5			

总分：

七、操作案例

（一）案例

王某，女，61岁，腰痛，主诉"腰部疼痛3天"。体格检查：T 36.0℃，P 69次/分，R 19次/分，BP 120/76mmHg，患者精神好，腰椎活动正常，查腰部皮肤情况完好。

舌淡暗，苔薄白，脉弦。门诊医生开具医嘱：平衡火罐治疗 1 次。

（二）评估

要素		评估要点	关键点及风险点
一般评估	一般资料	患者年龄 61 岁	无
	过敏史	无药物过敏史，对消毒液无过敏史	无
	既往史	无	无
专科评估	全身情况	患者年纪较大，行动不灵便	防跌倒
	专科情况	腰部疼痛	1. 指导患者卧硬板床休息 2. 注意腰部保暖 3. 关注疼痛的程度
	局部情况	局部皮肤完好，无瘢痕，无破损	1. 拔罐时可能有烫伤或起水疱的风险 2. 拔罐后皮肤有瘙痒的情况，避免搔抓
心理社会与知信行评估		对此项操作的认知程度	护士应针对此项操作的目的、流程、效果进行宣教，防跌倒的宣教
		对疼痛、热的耐受程度	患者对疾病和操作的认知程度

（三）计划

1. 人

（1）护士：患者配合程度高，此项操作由考核合格的护士完成。

（2）患者：操作前需协助取俯卧位，注意保暖，保护患者隐私。同时告知患者关注拔罐时的感受，罐子是否太紧或太烫，以及皮肤是否瘙痒。

2. 机：使用床帘遮挡，保护患者隐私。

3. 料：治疗盘，火罐大小合适以方便治疗，无菌纱块（清洁皮肤用）包装完好且在有效期内，毛巾用以患者保暖。

4. 法：操作中严格落实患者身份识别与三查七对制度；万花油涂抹均匀后再走罐；火罐负压适宜；遵循轻柔、快速的操作原则进行操作。

5. 环：病室安静、整洁，无易燃易爆物品，光线明亮，温度适宜，注意关闭门窗，启用防跌倒、防烫伤警示标识，治疗单清晰并按相关规定执行签名。

6. 测：观察拔罐部位的皮肤情况，有无烫伤、起水疱及皮肤瘙痒等情况。

（四）实施

见操作流程与评分标准。

（五）健康教育

1. 告知患者及家属拔罐 4 小时后方可沐浴，多饮温开水。

2. 告知患者在拔罐期间勿随意变换体位，以防罐子脱落，影响治疗效果。

3. 拔罐后仔细观察患者的皮肤情况，如出现烫伤、起水疱等，立即报告医生，及时处理。

4. 拔罐后局部皮肤会出现紫红色瘀斑，一般 1 周左右即可消退。

5. 拔罐部位要注意保暖，平时应卧硬板床，腰部勿负重，以利于缓解腰痛。

6. 饮食宜清淡、易消化、富有营养，勿食辛辣、刺激、肥甘厚腻之品。

（六）提问

1. 患者出现烫伤或水疱后应如何处理？

2. 平衡火罐的适用证是什么？

第六节　火龙灸技术

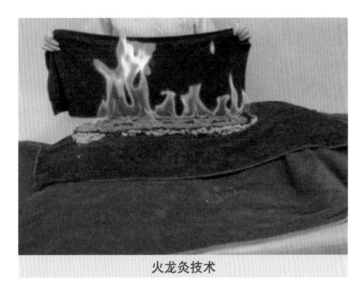

火龙灸技术

火龙灸技术是集穴位、经络、灸疗、火疗、艾绒、生姜、药酒等多种药疗效用为一体的一种中医治疗方法。该技术通过燃烧艾绒透过生姜，使热力、药力逐步渗透到肌肉，利用人体的经络腧穴传递药效，以疏通经络、调整气血、促进血液循环、缓解疼痛、增强免疫力的操作方法。

一、护理目标

同大灸技术。

二、操作重点步骤

1. 评估患者的舌苔、脉象、治疗部位的皮肤情况、主要症状、相关因素、既往史、过敏史及心理状态等。

2. 协助患者取合适体位，暴露治疗部位的皮肤，铺药酒纱布，必要时以屏风或床帘保护患者隐私；去除患者身上的一切金属物品及遮盖治疗部位的毛发；如治疗区域皮肤有汗水，应擦干后治疗。

3. 施灸部位铺单层大毛巾，头部覆盖一块干毛巾，保护头发。

4. 将一条温热的湿毛巾覆盖在干毛巾上，毛巾以不滴水为度，防火。

5. 根据患者治疗部位铺艾绒，如：

背部：从大椎穴铺至腰骶部，左右铺至督脉旁开3寸。

腹部：从巨阙穴铺至关元穴，左右铺至任脉旁开3寸，艾绒厚度为2～3cm。

6. 在艾绒上洒上酒精（分5次洒，依次为120mL、60mL、60mL、120mL、60mL）。注意酒精勿喷洒到毛巾上，避免意外发生。酒精一定要喷洒均匀，否则会导致受热不均匀。

7. 点火，询问患者的感受，告知将热力为分0～10度，当患者感觉热力约达到6度时，通知护士灭火，护士将湿毛巾覆盖于艾绒上灭火。

8. 待患者感觉背部热度下降至3度时（灭火后2～5分钟），用双手沿经络循行向下按压（双手垂直，利用身体的力量向下压，双手掌出力，力度大约10kg），以促进热力的渗透。第三壮结束后，上层艾绒燃烧较彻底，下层没有充分燃烧，需将艾绒翻转，以有效利用。

9. 继续两次燃烧，同前。

10. 治疗结束后，查看皮肤有无破损，整理物品，交代注意事项。

三、护理结局

1. 患者/家属对所做的解释和操作表示理解和满意。

2. 过程安全，无意外情况发生。

3. 局部疼痛、畏寒等症状得以缓解。

四、意外情况的预防及处理

烫伤

1. 告知患者治疗期间勿乱动，避免火星洒落。

2. 治疗前做好灭火准备，治疗期间，护士全程守护床旁，集中精神，不可走动。

3. 随时询问患者的感受。

4. 酒精勿喷洒到毛巾上，以避免意外发生。

五、相关链接

1. 火龙灸的适应证

（1）体质虚寒者：平素体弱易感冒及感风寒者。

（2）疼痛性疾病、慢性虚损性疾病：肩颈腰背疼痛、慢性腰肌劳损及脏腑功能失调等。

（3）难治性疾病：强直性脊柱炎、风湿性关节炎、类风湿关节炎、虚寒性胃脘痛、慢性阻塞性肺疾病稳定期等。

2.火龙灸的禁忌证

（1）对热敏感度不高者。

（2）不能耐受较长时间的俯卧位者。

（3）对药物及酒精过敏者。

（4）皮肤有破损或严重水肿者。

（5）极度疲劳、空腹或饱餐、大汗淋漓、情绪不稳定者。

（6）妊娠期、月经期及经后3天内。

（7）传染病、高热、胸廓及脊柱畸形等。

六、操作流程与评分标准

火龙灸技术操作流程

操作步骤	操作标准	要点及注意事项
核对： 1. 患者床号、姓名、住院号/ID 号等 2. 医嘱、护嘱、治疗部位	1. 核对患者准确无误 2. 核对医嘱/护嘱正确	1. 使用 2 种以上身份识别方式 2. 医嘱双人核对
评估： 1. 当前主要症状、合作程度、临床表现、既往史、药物过敏史、舌象、脉象、热烫敏感度、二便等 2. 患者治疗部位皮肤情况 3. 患者的心理状况	评估全面，无遗漏	
告知： 1. 操作目的及过程，指导患者配合 2. 可能出现的不适、并发症及注意事项等	患者/家属了解火龙灸的目的、方法及配合事项	根据患者的文化程度通俗易懂地告知
准备： 1. 操作者：洗手，戴口罩 2. 环境：安静整洁，温、湿度适宜，备屏风 3. 用物：艾绒、药酒、中号毛巾、大毛巾、十字治疗巾、硅胶垫枕（必要时）、纱块、持物钳、酒精、火机、手套、水桶、温热水、60mL 注射器 4. 患者：舒适体位，保暖	1. 护士操作前着装符合要求 2. 用物准备齐全 3. 环境适宜操作	

操作步骤	操作标准	要点及注意事项
实施： 1. 患者取舒适体位，头面部放置硅胶垫枕，治疗部位需暴露，清洁皮肤，治疗部位毛发过多者应刮除，备屏风 2. 询问患者治疗部位有无皮肤过敏史，药物过敏史，观察皮肤有无溃疡／破损，确定治疗部位 3. 将浸有药酒的纱块平铺于治疗部位，温度适中 4. 背部铺单层干毛巾（大毛巾折叠） 5. 头部覆盖一条干毛巾，保护头发 6. 毛巾提前用热水浸泡 7. 将一条温热的湿毛巾覆盖在干毛巾上，毛巾以不滴水为度，防火 8. 沿膀胱经（双侧）及督脉平铺放置准备好的艾绒，艾绒厚度为 2～3cm，宽约 15cm 9. 用 60mL 注射器抽吸 95% 乙醇溶液均匀地喷洒于艾绒表面助燃（分 5 次洒，依次为 120mL、60mL、60mL、120mL、60mL），注意勿喷洒到毛巾上 10. 点火前嘱患者勿移动身体，以免引发火灾或烫伤。用专用点火器或火柴，点燃酒精和艾绒 11. 准备 2 层温热的湿毛巾，等待灭火。护士全程守护床旁，集中精神，不可走动。随时询问患者的感受，告知将热力分为 0～10 度，当患者感觉热力约达到 6 度时，通知护士灭火，护士将湿毛巾覆盖于艾绒上灭火 12. 灭火时动作要轻、准、稳，不可过快，以免扬风煽起火苗而发生烫伤或引发火灾。灭火后背部温热感持续大约 2～5 分钟，具体以患者感受为度 13. 待患者感觉背部热度下降至 3 度时，用双手沿经络循行向下按压以促进热力的渗透 14. 第三壮结束后，拿开第一块湿毛巾，将艾绒上下的 2 块毛巾边缘向中间返折，上下翻转即可，翻转后整理艾绒 15. 反复以上喷洒酒精及点火、按压、灭火操作即为一次治疗 16. 治疗结束后，清洁皮肤，注意保暖 17. 整理物品	1. 患者皮肤无溃疡／破损，无药物过敏、皮肤过敏史等 2. 治疗部位充分暴露，毛发部位清洁干净 3. 药酒纱块温度适宜 4. 艾绒塑形良好，严实有度 5. 患者治疗期间不可随意移动体位，以免治疗药物倒塌 6. 密切观察患者反应，护士全程守护床旁，集中精神，不可走动，随时询问患者感受	1. 操作前向患者做好解释工作，以取得合作。 2. 治疗期间因充分暴露皮肤，固应注意保护患者隐私及保暖 3. 药酒纱块不可过凉、过烫，治疗期间患者若出现任何不适，应停止操作，密切观察病情变化

续表

操作步骤	操作标准	要点及注意事项
记录： 1. 患者的一般情况 2. 患者的反应及病情变化 3. 异常情况、处理措施及效果	记录及时准确，有效果评价	

火龙灸技术操作考核评分标准

科室：　　　　被考核人：　　　　主考老师：　　　　考核日期：

操作标准	分值	评分要求	扣分原因	得分
1. 核对患者准确无误（3分） 2. 核对医嘱/护嘱正确（2分）	5	核对不全每项扣1分，最高扣5分		
1. 评估患者当前主要症状、临床表现、既往史、过敏史、舌象、脉象、有无感觉迟钝/障碍（5分） 2. 评估实施灸处的皮肤情况（5分） 3. 评估患者的心理状况及对热的敏感和耐受程度及二便情况（5分）	15	评估不准确或漏评估一项扣1分		
患者/家属了解其火龙灸的操作目的、方法并配合操作，了解火龙艾灸知识	10	患者/家属不了解一项扣1分		
1. 护士操作前着装符合要求，洗手、戴口罩，必要时戴手套（3分） 2. 用物准备：艾绒、药酒、中号毛巾、大毛巾、十字治疗巾、硅胶垫枕（必要时）、纱块、持物钳、酒精、火机、手套、水桶、温热水、60mL注射器（10分） 3. 环境适宜，患者体位舒适，暴露部位，注意保暖（2分）	15	1. 不合格每项扣1分 2. 用物缺一扣1分，最高扣10分		
1. 确定施灸部位及施灸方法（2分） 2. 艾绒厚度、宽度合适（5分） 3. 实施操作时动作轻柔，说明操作配合要点（3分） 4. 及时巡视，询问患者的感受，观察艾绒的燃烧情况（5分） 5. 按压力度、治疗时间适宜（5分） 6. 酒精量合适，厚薄均匀（5分） 7. 交代患者治疗后的注意事项（5分） 8. 用物整理符合要求，再次核对医嘱，洗手，记录（3分） 9. 操作完毕，整理患者卧位舒适，床单元整洁（2分）	35	不合格每项扣1分		

操作标准	分值	评分要求	扣分原因	得分
案例分析准确，中医健康宣教全面	10			
正确记录并报告患者皮肤异常情况	3			
操作者仪表端庄，服装整洁	2			
操作者表情自然，语言亲切、通俗易懂，能完整体现护理要求	5			

总分：

七、操作案例

（一）案例

刘某，女，35岁，胃脘隐痛，主诉"胃脘部间歇性隐痛2月余，遇寒加重"。体格检查：T 36.2℃，P 70次/分，R 20次/分，BP 110/70mmHg，患者精神好，活动正常，查胃脘部皮肤情况完好。门诊医生开具医嘱：火龙灸治疗1次。

（二）评估

要素		评估要点	关键点及风险点
一般评估	一般资料	患者年龄35岁	无
	过敏史	无药物过敏史，对艾绒无过敏史，无酒精过敏史	无
	既往史	无	无
专科评估	全身情况	一般情况良好	注意畅情志
	专科情况	遇寒疼痛加重	1.关注疼痛的程度 2.指导患者注意保暖，温热饮食
	局部情况	局部皮肤完好，无瘢痕，无破损	火龙灸治疗时可能有皮肤起水疱的风险，重点评估患者的感觉情况，询问患者治疗时的感受
心理社会与知信行评估		对此项操作的认知程度	护士应针对此项操作的目的、流程、效果进行宣教
		对疼痛的耐受程度	患者对疾病和操作的认知程度

（三）计划

1. 人

（1）护士：患者配合程度高，此项操作由考核合格的护士完成。

（2）患者：操作前需协助取仰卧位，注意保暖，保护患者隐私。同时告知患者关注治疗后的感受，有无烫伤等情况。

2. 机：使用床帘遮挡，保护患者隐私。

3. 料：艾绒、药酒、中号毛巾、大毛巾、十字治疗巾、硅胶垫枕（必要时）、纱块、持物钳、酒精、火机、手套、水桶、温热水、60mL注射器。

4. 法：操作中严格落实患者身份识别与三查七对制度。

5. 环：无易燃物品，室温合适，开窗通气，治疗单清晰并按相关规定执行签名。

6. 测：观察治疗部位的皮肤情况，有无烫伤等不良反应。

（四）实施

见操作流程与评分标准。

（五）健康教育

1. 告知患者及家属火龙灸的作用、不良反应及火龙灸操作所需要的治疗时间。

2. 告知患者治疗期间避免大幅活动，以免烫伤皮肤。

3. 治疗后仔细观察局部反应，如疼痛、皮肤潮红应停止治疗并告知医生。

4. 饮食宜清淡、易消化、富有营养，勿食辛辣、刺激、肥甘厚腻之品，多饮水。

（六）提问

1. 治疗中如何避免患者出现烫伤？

2. 何种体质的患者不适宜做火龙灸治疗？

第七节　固元灸技术

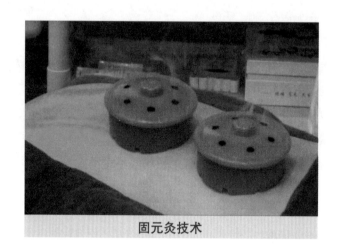

固元灸技术

固元灸技术是运用悬灸、平推、揉拨、点拨、滚刮等多种手法进行刺激，使体内毒邪外透，局部皮肤发红充血出痧，从而达到培本固元、温通经脉、扶正祛邪、调和气血、协调阴阳作用的操作方法。该技术是一种温通结合、补泻兼施的治疗手法。

一、护理目标

缓解和解除因颈肩腰腿酸痛、外感寒证、风寒湿痹、慢性虚性疾病、亚健康劳损、中风后肢体麻木疼痛、失眠、痛经、痛风等临床症状。

二、操作重点步骤

1.评估患者的主要症状，查看施灸处的皮肤情况，询问既往史、过敏史、用药史及对热烫的敏感程度。

2.根据患者的临床症状选择合适体位，调节室温 22 ～ 24℃，注意保暖，必要时用屏风遮挡患者。

3.准备固元灸罐、艾条（直径 1.8cm，长 2.7cm）、打火器、石蜡油、凡士林软膏、毛巾、纱块、治疗车、医疗垃圾桶、生活垃圾桶、速干手消液、屏风、烫伤膏。。

4.患者取俯卧位，充分暴露背部皮肤，取背部督脉及两侧膀胱经。

5.推精油均匀置于肩颈及背部，推拿肩颈、督脉、两侧膀胱经。

6.将艾条充分点燃后插入固元灸罐中，以精油润滑施灸部位皮肤，用固元灸罐刮大椎穴，然后自上而下刮督脉，局部皮肤发红充血或出痧，然后按顺序刮左膀胱经、右膀胱经，一直刮至膀胱俞为止。

7. 刮完后将固元灸罐用负压吸附于双侧肾俞穴，热熨 20 分钟。用固元灸罐的余热对准涌泉穴，采用雀啄灸的泻法施灸 30 秒。

8. 治疗过程中应经常询问、观察患者的反应，如患者诉过热、头晕、心慌等不适，应停止治疗及时处理，评估施灸后的皮肤，告知患者注意事项。

9. 治疗完毕，清洁皮肤，注意保暖，整理物品。

三、护理结局

1. 患者 / 家属对所做的解释和护理操作表示理解和满意。

2. 治疗过程安全，无意外情况发生。

3. 达到预期的目标及效果。

四、意外情况的预防及处理

灸疮的处理：经消毒后，用敷料保护灸疮，如发生水疱、起疱、溃烂等，应防止摩擦，勿用手抓挠疮面，保护皮痂，预防感染，洗澡时避开灸疮。

五、相关链接

1. 固元灸的适应证包括慢性肾脏疾病所致的乏力、腰膝酸软、夜尿频、四肢发凉、气血亏虚等症状；也可根据节气的变化采用固元灸预防多种疾病。

2. 固元灸的禁忌证包括出血倾向者、皮肤溃疡 / 破损、药物过敏者、重症心血管疾病、活动性结核、恶性肿瘤、孕妇、外感温病、阴虚内热、实热证。

3. 十二原穴通过十二地支与二十四节气直接相应。顺时选取原穴可更好地激发经气，畅通经络，固护脏腑元气。

4. 五脏六腑之气输注于背部的腧穴全部分布于背部足太阳经第一侧线上，即后正中线（督脉）旁开 1.5 寸处。

六、操作流程与评分标准

固元灸技术操作流程

操作步骤	操作标准	要点及注意事项
核对： 1. 患者床号、姓名、住院号 /ID 号等 2. 医嘱及护嘱、诊断	1. 核对患者信息准确无误 2. 核对医嘱 / 护嘱正确	1. 使用 2 种以上身份识别方式 2. 医嘱双人核对

操作步骤	操作标准	要点及注意事项
评估： 1. 当前主要症状、既往史、过敏史、凝血功能、舌象、脉象及二便情况，女性评估经、带、胎、产情况 2. 治疗部位局部的皮肤情况 3. 对热的耐受程度 4. 进食时间	1. 操作前准确评估当前主要症状、既往史、过敏史、凝血功能、舌象、脉象及二便情况，女性评估经、带、胎、产情况 2. 准确评估治疗部位局部的皮肤情况 3. 准确评估对热的耐受程度 4. 准确评估进食时间	1. 固元灸不宜空腹进行，宜餐后1小时以上进行施灸 2. 出血倾向者、皮肤溃疡/破损、药物过敏者、重症心血管疾病、活动性结核、恶性肿瘤、孕妇禁用
告知： 1. 操作目的及过程，指导患者配合 2. 可能引起的不适及注意事项等	患者/家属了解操作目的、方法并配合操作	选用通俗易懂的语言告知患者
准备： 1. 操作者：衣物舒适，洗手，戴口罩 2. 用物：固元灸罐、艾条、打火器、石蜡油、凡士林软膏、毛巾、纱块、治疗车、医疗垃圾桶、生活垃圾桶、速干手消液、屏风、烫伤膏 3. 环境：整洁安静，温、湿度适宜	1. 护士操作前着装符合要求 2. 用物准备齐全，在有效期内 3. 环境适宜，患者体位舒适，适宜操作 4. 选择正确的主穴和配穴	病室温度适宜，避风寒，以免患者着凉
实施： 1. 协助患者取俯卧位，充分暴露背部皮肤，取背部督脉及两侧膀胱经 2. 推拿：推精油均匀置于肩颈及背部，推拿肩颈 – 督脉 – 两侧膀胱经 3. 刮痧：将艾条充分点燃后插入固元灸罐中，以精油润滑施灸部位皮肤，用固元灸罐刮大椎穴，然后自上而下刮督脉，刮至皮肤出痧，然后按顺序刮左膀胱经、右膀胱经，一直刮至膀胱俞为止 4. 艾灸：将固元灸罐用负压吸附于双侧肾俞穴，热熨20分钟。用固元灸罐的余热对准涌泉穴，施灸30秒 5. 观察局部皮肤的情况以及患者的全身情况 6. 治疗结束后协助安置舒适体位，整理床单元 7. 整理物品，告知注意事项	1. 根据病情选择合适体位；保暖 2. 实施操作时动作流畅，告知步骤方法 3 推拿的顺序：肩颈→督脉→两侧膀胱经 4. 刮痧：刮大椎穴，然后自上而下刮督脉，刮至皮肤出痧，然后按顺序刮左膀胱经、右膀胱经，一直刮至膀胱俞为止 5. 艾灸：重点温通背部（督脉+膀胱经） 6. 查看患者皮肤情况 7. 用物整理符合要求，操作完毕，协助患者安置舒适体位，床单元整洁，告知注意事项	1. 操作前向患者做好解释工作，以取得合作 2 治疗期间时要充分暴露皮肤，同时注意保护隐私 3. 治疗过程中注意询问患者的感受，防烫伤 4. 持罐手法：拇指、食指夹住罐口，中指、无名指贴紧罐身，尾指微翘，引邪外出

续表

操作步骤	操作标准	要点及注意事项
记录： 1. 患者的一般情况 2. 治疗后治疗部位的皮肤情况，患者的反应及病情变化 3. 异常情况、处理措施及效果	记录及时准确，有效评价	观察治疗部位的皮肤情况，有无水疱等

固元灸技术操作考核评分标准

科室：　　　　　被考核人：　　　　　主考老师：　　　　　考核日期：

操作标准	分值	评分要求	扣分原因	得分
1. 核对患者准确无误（3分） 2. 核对医嘱/护嘱正确（2分）	5	核对不全每项扣1分，最高扣5分		
1. 准确评估患者的主要症状、临床表现、舌象、脉象、皮肤情况、对疼痛及热敏感度、有无出血病史或出血倾向、过敏史或哮喘病史、是否妊娠（5分） 2. 评估患者凝血功能、皮肤冷热敏感情况、痛觉情况、局部皮肤状况、心理状态及二便情况（5分）	10	评估不准确或漏评估一项扣1分		
告知患者/家属固元灸的操作目的、方法及配合事项	10	患者/家属不了解一项扣1分		
1. 护士操作前着装符合要求，洗手，戴口罩，戴手套（3分） 2. 用物准备齐全：固元灸罐、艾条、打火器、石蜡油、凡士林软膏、毛巾、纱块、治疗车、医疗垃圾桶、生活垃圾桶、速干手消液、屏风、烫伤膏（10分） 3. 环境适宜，患者体位舒适，暴露部位，注意保暖（2分）	15	1. 不合格每项扣1分 2. 用物缺一扣1分，最高扣10分		
1. 再次核对操作部位，选择穴位，推拿、按摩及艾灸手法准确（10分） 2. 操作时动作轻柔，说明配合要点（15分） 3. 观察反应，询问患者有无不适，查看皮肤情况（5分） 4. 交代患者治疗后的注意事项（5分） 5. 用物整理符合要求，洗手，记录（3分） 6. 操作完毕，整理患者体位舒适，床单元整洁（2分）	40	不合格每项扣1分		
案例分析准确，中医健康宣教全面	10			
正确记录并报告患者皮肤异常情况	5			
操作者语言亲切、通俗易懂，能完整体现护理要求	5			

总分：

七、操作案例

（一）案例

张某，男，45 岁，中医诊断"慢肾风（脾肾气虚夹瘀）"，主诉"发现蛋白尿 3 年余，腰酸、腰痛 1 月余"。体格检查：T 36.3℃，P 72 次 / 分，R 20 次 / 分，BP 135/72mmHg，患者精神一般，疲倦乏力，腰酸腰痛，二便调。舌暗，苔薄白，脉细。既往史：高血压。入院后医生开具医嘱：固元灸，治疗 1 次。

（二）评估

要素		评估要点	关键点及风险点
一般评估	一般资料	患者年龄 45 岁	无
	过敏史	无药物过敏史，对中药无过敏史	有局部皮肤过敏及烫伤的风险，询问患者的用药史
	既往史	高血压	操作过程中关注患者反应及询问患者是否有头痛、头晕等不适
专科评估	全身情况	精神一般，疲倦乏力，腰酸腰痛，无出血倾向疾病	1.卧床休息，避免搬运重物 2.关注疼痛的程度
	专科情况	无浮肿，肾区无叩痛	1.指导患者饮食有节、有洁，忌生冷寒凉、油腻、辛辣刺激等食物 2.观察尿量、尿液性状、浮肿情况等
	局部情况	皮肤完好，无瘢痕，无破损	1.引起烫伤：小水疱可自行吸收，大水疱可经局部消毒后，用灭菌针头刺破水疱下缘，将液体挤干，外涂烫伤膏 2.感染：护士必须掌握水疱的规范处理
心理社会与知信行评估		对此项操作的认知程度	护士应针对此项操作的目的、流程、效果进行宣教，悬挂防烫伤标识
		对热的敏感程度	患者对疾病的认知程度

（三）计划

1.人

（1）护士：患者配合程度高，此项操作由考核合格的护士完成。

（2）患者：操作前需协助取俯卧位，注意保暖，保护患者隐私，灸疗的部位选择背部督脉、两侧膀胱经。同时告知患者关注固元灸时的感受，有无温热感或是灼热感。

2. 机：使用床帘遮挡，保护患者隐私。

3. 料：选用合适的固元灸罐，治疗盘装好艾条备用，检查固元灸罐的边缘是否完好，是否有倒钩，艾条在有效期内。

4. 法：操作中严格落实患者身份识别与三查七对制度，遵循固元灸操作流程。

5. 环：病室安静、整洁，注意关闭门窗，启用防烫伤警示标识，治疗单清晰并按相关规定执行签名。

6. 测：观察治疗部位情况，有无烧灼感等不适。

（四）实施

见操作流程与评分标准。

（五）健康教育

1. 告知患者及家属固元灸的作用、不良反应及治疗需要的时间。

2. 灸疗后仔细观察局部反应，如红肿、疼痛、有无起水疱。

3. 患者治疗后，可根据情况予药物局部外敷以增强疗效，需询问患者的用药史及过敏史。

4. 饭前和饭后 1 小时内不宜艾灸，灸后 4 小时内勿冷水洗澡，需多饮温水，少吃生冷寒凉的食物。

（六）提问

1. 患者出现烫伤后应如何处理？

2. 施灸时配穴顺序是什么？

第八节 温通刮痧技术

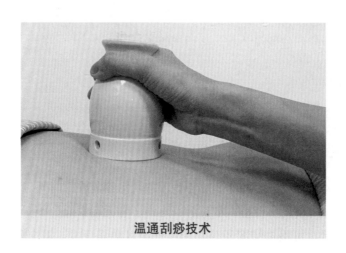

温通刮痧技术

温通刮痧技术是根据灸火的热力及艾绒的药理作用，借助温通刮痧杯，通过运用艾灸、刮痧、按摩手法等来刺激人体经络、腧穴，使局部皮肤血运增加，加以配合使用红花油、万花油等以行气活血，达到温通经脉、祛湿散寒、软坚化结、调和阴阳、提高人体免疫力等作用的操作技术。

一、护理目标

缓解或消除风、寒、湿、瘀所致的各种病证，如头痛、感冒、肩周炎、失眠、颈肩腰腿痛、风湿痹痛等。

二、操作重点步骤

1. 评估患者的主要症状、临床表现，查看刮痧处的皮肤情况，询问既往史、过敏史及用药史、对热烫的敏感程度、对疼痛的耐受程度、有无感觉迟钝/障碍，女性患者需了解经、带、胎、产情况。

2. 暴露刮痧部位，铺治疗巾或垫纸巾，冬季要注意保暖，必要时用屏风遮挡。常用的刮痧部位有颈项部（后项、颈部两侧）、胸部（肋间隙、胸骨中线）、肩背部（两肩、脊柱两旁）及四肢等。

3. 胸腹、下肢内侧及前侧部多选用仰卧位或仰靠坐位；颈部、背部、上肢和下肢外侧部多选用俯卧位和坐位。

4.操作手法如下：

（1）单边刮法：即用刮痧杯的一边接触皮肤，是最常见的刮痧的方法，杯口与皮肤的角度约为15°。

（2）平推法：即用刮痧杯的整个杯口接触皮肤。该法适用于腰背部、大腿、臀部等。注意按压力度要大，刮拭的速度要慢。

（3）点拨法：即刮痧杯的杯口与皮肤的角度大于45°，沿经络做按揉拨动。该法适用于骨缝粘连处。注意力度要由轻到重逐渐加力，力度要渗透到皮下组织或肌肉。

（4）揉刮法：即刮痧杯的杯口与皮肤所成的角度小于15°，做柔和的旋转刮拭。揉刮法可以减轻疼痛，多用于消除结节、疼痛等阳性反应。注意力度要均匀，缓慢柔和。

（5）滚刮法：即用发热的杯身做滚刮推拿。该法适合身材单薄的患者。

5.补泻手法如下：

（1）补法：刮拭按压力度小，速度慢，能激发人体正气，使低下的功能恢复旺盛。临床多用于年老、体弱、久病、重病或形体瘦弱之虚证患者。

（2）泻法：刮拭按压力度大，速度快，能疏泄病邪，使亢进的机能恢复正常。临床多用于年轻、体壮、新病、急病的实证患者。

（3）平补平泻：亦称平刮法，有三种刮拭手法。第一种为按压力度大，速度慢；第二种为按压力度小，速度快；第三种为按压力度中等，速度适中。具体应用时可根据患者的病情和体质情况灵活运用。其中按压力度中等，速度适中的手法易于被患者接受。平补平泻法介于补法和泻法之间，常用于正常人保健或虚实夹杂证的患者。

6.随时询问患者有无不适，观察病情及局部皮肤的颜色变化，调节手法力度。刮痧手法要求用力均匀，不要忽轻忽重。刮痧过程中如见患者出现冷汗不止、脉象沉浮、吐泻不止等情况，应停止刮痧，并及时抢救，防止发生意外。

7.操作完毕，清洁局部皮肤，协助患者整理衣着并安置舒适卧位。

8.记录患者的一般情况和刮痧局部的皮肤情况，记录异常情况、处理措施及效果。

三、护理结局

1.患者/家属对所做的解释和操作表示满意。

2.操作过程安全，方法正确熟练，无意外情况发生。

3.达到预期的目标及效果。

四、意外情况的预防及处理

晕刮

1. 预防：空腹、过度疲劳、低血压、低血糖者忌刮；过度虚弱和神经紧张、特别怕痛者轻刮。

2. 处理

（1）立即停止操作。

（2）让患者平卧头部放低，松开衣带。

（3）注意保暖，给予温开水或糖水饮之，轻者静卧片刻即可恢复。

（4）未能缓解者用指掐或针刺急救穴，如水沟、内关、足三里等，也可灸百会、气海、关元、神阙等。

（5）症状严重者配合医生抢救。

五、相关链接

1. 艾灸产生的温热效应能使患者放松，有利于体内的邪气毒素泄出来。

2. 温通刮痧时，艾灸产生的温热阳气一方面温化阴邪，一方面鼓动脏腑正气，一层层深入，达到以热治寒、以热引邪、化解瘀堵、软坚散结、调整阴阳的作用。

3. 温通刮痧在宣泄的同时以艾灸的正阳之气进入体内，使攻邪而正气不伤。

六、操作流程与评分标准

温通刮痧技术操作流程

操作步骤	操作标准	要点及注意事项
核对： 1. 患者床号、姓名、住院号/ID号等 2. 医嘱、护嘱、治疗部位	1. 核对患者准确无误 2. 核对医嘱/护嘱正确	1. 使用2种以上身份识别方式 2. 医嘱双人核对
评估： 1. 患者病情、既往史、意识、活动能力、有无感觉迟钝/障碍，女性患者询问经、带、胎、产情况 2. 患者的舌象、脉象及实施刮痧处的皮肤情况 3. 患者的心理状况、对热及疼痛的耐受程度、二便情况	1. 评估全面，无遗漏 2. 禁忌证正确掌握	禁忌： 1. 体形过于消瘦者、局部皮肤有病变者（感染、红肿、瘢痕、痣） 2. 有严重的心脑血管疾病、肝肾功能不全、全身浮肿者 3. 孕妇的腹部、腰骶部 4. 眼睛、口唇、舌体、耳孔、鼻孔、乳头、肚脐、前后二阴等部位 5. 急性扭伤、创伤的疼痛部位或骨折部位 6. 有接触性皮肤传染病者 7. 有出血倾向者（如糖尿病晚期、严重贫血、白血病、再生障碍性贫血和血小板减少） 8. 过度饥饱、过度疲劳、醉酒者，不可用力大面积刮痧 9. 小儿囟门未闭合时头部禁刮

续表

操作步骤	操作标准	要点及注意事项
告知： 1.操作目的及过程，指导患者配合 2.可能出现的不适、并发症及注意事项等	患者/家属了解温通刮痧目的、方法及配合事项	根据患者的文化程度通俗易懂地告知
准备： 1.操作者：洗手，戴口罩 2.环境：安静整洁，温湿、度适宜 3.用物：治疗盘、温通刮痧杯、艾炷、打火机、刮痧介质（刮痧油、万花油等）、卷纸（纱布块），必要时备浴巾、屏风等，检查刮具边缘有无缺损 4.患者：合理体位，松开衣服，暴露刮痧部位，保暖	1.护士操作前着装符合要求 2.用物准备齐全 3.环境适宜操作 4.患者体位舒适，暴露刮痧部位，保暖	检查刮具边缘有无缺损
实施： 1.按医嘱确定体位及暴露刮痧部位，铺治疗巾 2.检查刮具，皮肤均匀涂抹介质，从上至下单一方向进行刮擦，如皮肤干涩，随时蘸取介质再刮，直至皮肤红紫，禁用暴力 3.刮痧过程中随时询问患者有无不适，观察病情及局部皮肤的颜色变化，调节手法力度 4.刮痧完毕，清洁局部皮肤	1.再次核对，明确刮治部位 2.刮治手法，运用正确，刮治方向符合要求 3.刮至局部皮肤出现发红或红紫色痧点，治疗时间合理 4.观察局部皮肤及病情变化，询问患者有无不适 5.整理床单位，合理体位 6.整理用物，洗手，脱口罩	1.保持空气新鲜，注意保暖 2.操作中用力要均匀，勿损伤皮肤，忌来回刮 3.随时观察病情，发现异常应立即停止，取平卧位。报告医生，配合处理 4.嘱患者刮痧后保持情绪稳定，饮食宜清淡，忌食生冷油腻之品 5.刮痧后，避免风直吹刮拭部位，出痧后4小时内忌洗凉水澡，两次刮痧间隔以痧退为标准 6.出痧后注意休息，适当饮温开水或淡盐水或淡糖水 7.使用过的刮具应清洁消毒后备用
记录： 1.患者的一般情况和刮痧局部的皮肤情况 2.刮痧时间 3.患者的反应及病情变化 4.异常情况、处理措施及效果	按要求记录并签名	

温通刮痧技术操作考核评分标准

科室：　　　　被考核人：　　　　主考老师：　　　　考核日期：

操作标准	分值	评分要求	扣分原因	得分
1.核对患者准确无误（3分） 2.核对医嘱正确（2分）	5	核对不全每项扣1分，最高扣5分		
1.评估患者病情、活动能力、既往史、有无感觉迟钝/障碍、女性患者询问经、带、胎、产情况（5分） 2.患者舌象、脉象及实施刮痧处的皮肤情况（5分） 3.患者的心理状况、对疼痛的耐受程度及二便情况（5分）	15	不合格每项扣1分		
患者/家属了解温通刮痧的目的、方法及配合事项，无菌观念意识强	10	不了解每项扣1分		
1.护士操作前着装符合要求，洗手，戴口罩（2分） 2.用物准备齐全：治疗盘、温通刮痧杯、艾炷、打火机、刮痧介质（刮痧油、万花油等）、卷纸（纱布块），必要时备浴巾、屏风等，检查刮具边缘有无缺损（10分） 3.环境适宜操作（1分） 4.患者体位舒适，暴露部位，保暖（2分）	15	1.不合格每项扣1分 2.用物缺一扣0.5分		
1.再次核对，明确刮治部位（5分） 2.刮治手法运用正确，刮治方向符合要求（10分） 3.刮至局部皮肤出现发红或红紫色痧点，治疗时间合理（5分） 4.观察局部皮肤及病情变化，询问患者有无不适（5分） 5.整理床单位，协助患者摆放舒适体位（2分） 6.整理用物，洗手，记录（3分）	30	1.不合格每项扣1分 2.刮破皮肤扣20分		
案例分析准确，中医健康宣教全面	10			
操作熟练，运用刮法正确，用力均匀	10			
操作者语言亲切、通俗易懂，能完整体现护理要求	5			

总分：

七、操作案例

（一）案例

张某，男，44 岁，中医诊断"头痛（瘀血阻络）"，西医诊断"紧张性头痛"，主诉"反复头痛 6 年，加重 3 天"。体格检查：T 36.4℃，P 100 次／分，R 20 次／分，BP 124/77mmHg，患者头部紧束、受压感明显，枕、颈部发紧僵硬，转颈时尤为明显，头项部及肩上部肌肉有压痛。舌暗红，苔白，脉细涩。医生开具医嘱：温通刮痧肩颈部，治疗 1 次。

（二）评估

要素		评估要点	关键点及风险点
一般评估	一般资料	患者年龄 44 岁	无
	过敏史	无药物、食物过敏史	无
	既往史	无	无
专科评估	全身情况	患者一般情况良好	注意避风寒、畅情志
	专科情况	头痛、颈部僵硬	1. 关注疼痛的程度 2. 关注颈部的活动度 3. 指导患者练习"米"字操
	局部情况	皮肤完好，无瘢痕，无破损	1. 告知患者刮痧后会出现红或红紫色痧点，属于正常现象，不必紧张 2. 刮痧后卧床休息半小时 3. 出痧后 4 小时内忌洗凉水澡
心理社会与知信行评估		对热及疼痛的耐受程度	护士应针对此项操作的目的、流程、效果进行宣教，悬挂防烫伤标识
		对疼痛的耐受程度	患者对疾病的认知程度

（三）计划

1. 人

（1）护士：患者配合程度高，此项操作由取得资格证的护士独立完成。

（2）患者：患者避免在过饥、过饱或情绪过于紧张的情况下接受治疗，避免晕刮。操作前患者取端坐位或俯卧位，暴露颈部、背部，注意保暖与保护隐私。刮痧的部位为督脉（风府刮至大椎）、两侧膀胱经；重刮风池到肩井穴；刮手太阳小肠经。同时告知患者关注刮痧后的感受，有无皮肤破损及不适。

2. 机： 使用床帘遮挡，适当保护患者隐私。

3. 料： 治疗盘、温通刮痧杯、艾炷、打火机、刮痧介质（刮痧油、万花油等）、纱布等用物均在有效期内，必要时备浴巾、屏风等。

4. 法： 操作中严格落实患者身份识别与三查七对制度，检查刮具有无破损、裂缝等，遵循刮痧操作流程。

5. 环： 病室安静、整洁，注意关闭门窗，治疗单清晰并按相关规定执行签名。

6. 测： 观察刮痧部位的皮肤情况，是否有痧点、皮肤破损及皮肤瘙痒等不良反应。

（四）实施

见操作流程与评分标准。

（五）健康教育

1. 指导患者及家属掌握疾病的相关知识。

2. 告知患者一般刮拭后半小时左右，皮肤表面的痧点会逐渐融合成片；刮痧后24～48小时，出痧表面的皮肤触摸时有痛感或自觉局部皮肤有微微发热；刮出的痧一般5至7天即可消退。

3. 刮痧后可适当饮用少量白开水、姜汁等。避免受凉、受寒。

（六）提问

1. 如何预防患者出现晕刮？
2. 温通刮痧的操作手法有哪些？

第九节　八髎灸技术

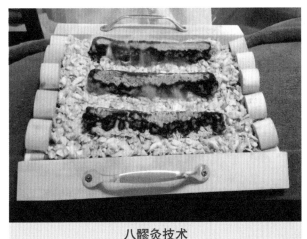

八髎灸技术

八髎穴是一组穴位，位于腰骶部，左右各4个，对称分布，分别为上髎、次髎、中髎、下髎。八髎灸技术是指在八髎穴上进行艾灸的一种治疗方法，其采用补肾活血的中药方泡制成药酒作为载体，再辅以姜和艾绒的双重作用，通过艾火的纯阳热力和药力给人体以温热刺激，通过经络传导，调节脏腑阴阳平衡，以达到通经活络、行气活血、祛湿逐寒、消肿散结、防病保健的目的。

一、护理目标

调理人体气血，促进血液循环，缓解疼痛，提高免疫力，从而缓解腰痛，部分颈肩腰腿痛患者的臀部放射性疼痛，男科疾病比如阳痿、早泄、性功能障碍等。

二、操作重点步骤

1.评估患者舌象、脉象、治疗部位的皮肤情况、主要症状、相关因素、既往史、过敏史及心理状态等。

2.协助患者取合适体位，暴露治疗部位的皮肤，注意备屏风。如治疗部位有汗液，应擦干后治疗。

3.根据治疗部位面积的大小选择合适的灸具，姜打成大小均匀的姜粒，艾绒采用专用模具制成3cm×5cm的艾条，用纱块充分浸泡药酒制成药棉铺于治疗部位。

4.根据患者的耐受程度，热度控制得当，以免发生烫伤。

5. 治疗过程中应经常询问，观察患者的反应及皮肤情况，若患者出现头晕、心慌等不适应停止治疗，及时处理。

6. 治疗结束，查看皮肤情况，有无触痛、异常红斑等，交代注意事项。

7. 整理用物。

三、护理结局

1. 患者 / 家属对所做的治疗表示理解和满意。

2. 过程安全，无意外情况发生。

3. 局部疼痛、畏寒等症状得以缓解。

四、意外情况的预防及处理

烫伤：治疗期间，注意观察患者皮肤的感知情况，做好隔热措施，治疗部位温度过高时应及时调整，每次治疗的时间不超过 1 小时，加强巡视。

五、相关链接

1. 八髎灸的适应证：腰酸、腰痛、痛经、不孕症、月经不调、盆腔炎等属脾肾阳虚者。

2. 八髎灸的禁忌证：有出血倾向者、心力衰竭、恶性肿瘤、妊娠期女性、高热抽搐、局部皮肤溃疡 / 破损、对艾烟过敏或实热证患者禁用，高血压或不宜长时间俯卧位的患者慎用。

六、操作流程与评分标准

八髎灸技术操作流程

操作步骤	操作标准	要点及注意事项
核对： 1. 患者床号、姓名、住院号 /ID 号等 2. 医嘱、护嘱、治疗部位	1. 核对患者准确无误 2. 核对医嘱 / 护嘱正确	1. 使用 2 种以上身份识别方式 2. 医嘱双人核对
评估： 1. 当前主要症状、合作程度、临床表现、既往史、过敏史、舌苔脉象、热烫敏感度、二便情况 2. 患者治疗部位的皮肤情况 3. 患者心理状况 4. 评估吸烟机的性能	评估全面，无遗漏	

操作步骤	操作标准	要点及注意事项
告知： 1. 操作目的及过程，指导患者配合 2. 可能出现的不适、并发症及注意事项等	患者/家属了解操作目的、方法并配合操作	可能出现局部皮肤发红、发热等情况
准备： 1. 操作者：洗手，戴口罩 2. 环境：安静整洁，温、湿度适宜，备屏风 3. 用物：艾绒、姜粒、药酒棉、小毛巾1条（湿）、大毛巾4条、灸具、皮温计、95%乙醇溶液、点火枪、一次性手套、吸烟机 4. 患者：舒适体位，保暖	1. 护士操作前着装符合要求 2. 用物准备齐全 3. 环境适宜，患者卧位舒适，适宜操作	病室温度适宜，避风寒，以免患者着凉
实施： 1. 将姜粒及药酒棉放容器内加热（40～45°）备用，艾绒做成3cm×5cm艾条备用，将用物推至床旁，向患者做好解释，配合治疗 2. 患者取俯卧位，充分暴露治疗部位的皮肤，注意保暖，备屏风 3. 将药棉（铺3层）平铺于治疗部位，温度、大小面积适宜，紧密贴合皮肤 4. 治疗部位周围用毛巾将灸具与皮肤隔开，将姜粒平铺于灸具上，厚度平灸具边缘约2cm 5. 将艾炷置于姜粒上方，用注射器在艾炷上方均匀注入95%乙醇溶液助燃，注意艾炷塑形良好，避免过于松散 6. 用点火枪将艾炷点燃，同时询问患者局部的皮肤热度，约50℃左右（皮温计）或患者感觉到温热时用湿毛巾灭火，灭火后用双手掌轻压艾炷，使艾燃烧的热力向下传导至皮肤及穴位，灭火后去除毛巾，让艾缓慢燃烧，开启吸烟机，置于治疗部位上方抽吸烟雾	1. 患者皮肤无溃疡/破损，无药物过敏、皮肤过敏史等 2. 治疗部位充分暴露，皮肤清洁干净 3. 药酒纱块温、湿度适宜（40～45℃，以不滴液为宜） 4. 艾绒塑形良好 5. 患者治疗期间不可随意移动体位，以免治疗用物倒塌或移位 6. 密切观察患者的反应，护士全程守护床旁，集中精神，不可走动，随时询问患者的感受	1. 操作前向患者做好解释工作，以取得合作 2. 治疗期间因暴露皮肤，应注意保护患者隐私及保暖 3. 放置姜粒时应先挤出多余的姜汁再平铺在灸具上 4. 治疗期间患者若出现任何不适，应暂停操作，密切观察病情 5. 姜粒直径大小约0.5cm，温度40～45℃ 6. 药棉温度40～45℃ 7. 在艾绒上注入助燃酒精时要注意均匀，不要喷洒到艾绒之外，以免引起火灾 8. 点火时注意从近侧点火，以免烫伤 9. 当治疗部位有温热的感觉或局部皮温达到50℃时，用湿毛巾灭火。灭火时注意把握时间，以5～10秒为宜。时间过短会导致艾绒燃烧过快，温度过高；灭火时间过长，则导致艾绒熄灭或燃烧不均匀，影响治疗效果

续表

操作步骤	操作标准	要点及注意事项
7.待一壮艾炷充分燃烧完后，再继续更换新的艾炷，根据患者情况一般治疗3～5壮，时长40～60分钟 8.治疗期间随时询问患者有无不适，密切观察患者局部皮肤反应及全身反应 9.治疗结束，整理用物，交代注意事项		10.治疗过程中患者如感觉局部皮肤温度过高，可在相应的部位将毛巾适度垫高或者使用隔热板降温，以免发生皮肤烫伤 11.治疗结束后详细交代注意事项：①治疗部位避风寒，治疗后4小时方可沐浴，避免用凉水。②治疗结束后宜饮用温开水1000mL。③告知患者饮食需清淡，避免食用辛辣刺激、生冷寒凉之品
记录： 1.患者的一般情况 2.患者的反应及病情变化 3.异常情况、处理措施及效果	记录及时准确，有效果评价	

八髎灸技术操作考核评分标准

科室：　　　　被考核人：　　　　主考老师：　　　　考核日期：

操作标准	分值	评分要求	扣分原因	得分
1.核对患者准确无误（3分） 2.核对医嘱/护嘱正确（2分）	5	核对不全每项扣1分，最高扣5分		
1.全面评估治疗部位及皮肤情况（3分） 2.评估患者当前主要症状、心理及合作程度、临床表现、既往史、过敏史、舌象、脉象、热烫敏感度、二便（8分） 3.评估操作前的环境情况，温度适宜（2分） 4.评估吸烟机的性能（2分）	15	不合格每项扣1分		
患者/家属了解治疗的目的、方法，配合治疗	5	患者/家属不了解每项扣1分		
1.护士操作前着装符合要求：洗手，戴口罩（5分） 2.用物准备：艾绒（塑形良好）、姜粒（大小均匀）、药酒棉、小毛巾1条（湿）、大毛巾4条、灸具（选择大小合适）、纱块、95%乙醇溶液、点火枪、一次性手套、吸烟机（10分） 3.环境适宜，患者卧位舒适，适宜操作（5分）	20	1.用物缺一扣1分， 2.不合格每项扣1分		

续表

操作标准	分值	评分要求	扣分原因	得分
1. 再次核对治疗部位，清洁皮肤（2分） 2. 药酒棉及姜粒温度、大小适宜（5分） 3. 部位选择正确，药酒棉放置部位相符，姜粒厚薄均匀，艾炷塑形良好（避免过于松散），注入助燃酒精符合要求，点火方式正确安全，灭火规范，能正确处理吸烟机的常见故障（10分） 4. 告知患者治疗期间的注意事项（3分） 5. 观察治疗期间患者的反应，询问患者有无不适（5分） 6. 注意保暖，能有效处理意外情况（5分） 7. 操作完毕，清洁皮肤，安排舒适体位，予患者健康宣教（3分） 8. 整理床单位，正确处理用物（2分）	35	不合格每项扣1分		
案例分析准确，定穴准确，中医健康宣教全面	10	不合格每项扣1分		
正确记录患者皮肤情况及治疗后的反应	3	不合格每项扣1分		
操作者仪表端庄，服装整洁	2	不合格每项扣1分		
操作者表情自然，语言亲切、通俗易懂，能完整体现护理要求	5	不合格每项扣1分		

总分：

七、操作案例

（一）案例

张某，女，30岁，月经过少，主诉"月经量减少3个月"。体格检查：T 36.0℃，P 87次/分，R 20次/分，BP 129/81mmHg，患者精神好，月经量少较前减少，经期3～4天即净，用护垫即可，经期有下腹隐痛伴腰酸。舌淡暗，苔薄白，现月经已干净，有腰酸。门诊医生开具医嘱：八髎灸，治疗1次。

（二）评估

要素		评估要点	关键点及风险点
一般评估	一般资料	患者年龄30岁	无
	过敏史	无酒精、艾烟、姜过敏史	有局部皮肤过敏或吸入过敏的风险，询问患者的过敏史
	既往史	无	无

续表

要素		评估要点	关键点及风险点
专科评估	全身情况	无特殊	1.注意治疗过程中有无胸闷、气喘、心慌等 2.防跌倒
	专科情况	腰酸	1.卧床休息 2.注保暖，避免涉水受凉
	局部情况	局部完好，无瘢痕，无破损	1.治疗后局部皮肤的反应：水疱、脱皮等烫伤现象；丘疹、痒感等过敏现象 2.预防烫伤，避免搔抓
心理社会与知信行评估		对此项操作的认知程度	护士应针对此项操作的目的、流程、效果进行宣教，防跌倒的宣教
		对热烫的耐受程度	患者对热烫的认知程度

（三）计划

1.人

（1）护士：患者配合程度高，此项操作由考核合格的护士完成。

（2）患者：操作前排空二便，需协助俯卧位，注意保暖，保护患者隐私。

2.机： 使用床帘遮挡，保护患者隐私。

3.料： 艾绒、姜粒、药酒棉、小毛巾1条（湿）、大毛巾4条、灸具、95%乙醇溶液、点火枪、皮温计、一次性手套、吸烟机。

4.法： 操作中严格落实患者身份识别与三查七对制度。根据治疗部位面积的大小选择合适的灸具，姜打成大小均匀的姜粒，艾绒采用专用器具制成艾条，用纱块充分浸泡药酒制成药棉置于治疗部位。遵循八髎灸操作流程。

5.环： 病室安静、整洁，注意空气流通，启用防跌倒、防烫伤警示标识，治疗单清晰并按相关规定执行签名。

6.测： 观察治疗部位的皮肤情况，有无烧灼感或皮肤瘙痒等不良反应。

（四）实施

见操作流程与评分标准。

（五）健康教育

1.告知患者及家属八髎灸的作用、不良反应。

2. 告知患者在治疗期间不能更换体位及起身活动。

3. 治疗后仔细观察局部反应，如出现皮肤异常灼热、疼痛等应告知医生进行对症处理。

4. 治疗后局部皮肤会微微发红、发热，4小时后方可沐浴，避免吹风受凉。

5. 指导患者治疗后间断饮用温水1000mL上，饮食宜清淡，忌食辛辣刺激、生冷寒凉之品。

（六）提问

1. 患者出现烫伤后应如何处理？

2. 八髎灸治疗的适应证范围是什么？

第十节　成人捏脊技术

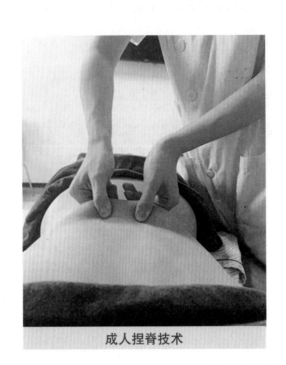

成人捏脊技术

成人捏脊技术是一种推拿手法，其通过推、捏、捻、放、提、揉、按等手法，连续捏拿脊柱部肌肤，以调整督脉与膀胱经之气机，达到调和阴阳、疏通经络、扶正祛邪之目的。

一、护理目标

调和阴阳，通经活络，改善脏腑功能，缓解失眠、胃肠不和、腰肌劳损、多汗症、月经不调等。

二、操作重点步骤

1.评估患者舌象、脉象、主要症状、临床表现、既往史、疼痛的耐受度、凝血功能、进食时间及局部皮肤状况。

2.协助患者取舒适体位，暴露治疗部位，调节室温 22 ～ 24℃，注意保暖，必要时用屏风遮挡患者。

3.清洁皮肤，取适量的按摩油沿督脉及膀胱经循行的范围推揉背部皮肤 2 ～ 3 分钟，使局部皮肤微微发红发热，放松背部肌肉。推揉结束后用清洁的纱块擦净背部的皮肤，以便于捏拿。

4.两手沿脊柱两旁，由下而上连续地提捏肌肤，边捏边向前推进，自骶尾部开始，一直捏到项枕部为止，即沿着督脉的循行路线，从长强穴提捏至大椎穴，一般捏脊3～9遍。具体操作手法如下：

（1）拇指后位捏脊法：两手拇指伸直，两指端分别置于脊柱两侧，指面向前，顶住皮肉，两手食指、中指前按，掌心朝下，两手拇指的指腹与食指、中指的指腹相对用力，将脊背的皮肉捏起，拇指在后，食指、中指在前，拇指向前推动，两手食指、中指同时交替向后捻动，两者相互配合，边捏边放，连绵不断地向颈项部推移。

（2）拇指前位捏脊法：双手半握空拳，食指、中指、无名指和小指合并屈成弓状，手指的背侧置于脊柱两侧，食指中节桡侧顶住皮肉，向前下方推按，拇指伸直下按，拇指的指腹和食指的桡侧缘相对用力，将脊背的皮肉捏起，拇指在前，食指在后，两手拇指沿着脊柱中线交替向后捻动，食指向前推行移动，两者相互配合，边捏边放，连绵不断地向颈项部推移。

5.为了提高治疗效果，在捏最后2遍时，常常采用三步一提的方法加大刺激量，即每捏三下，便停止前行，用力向上向后提拉一次。对于成人捏脊，可不拘常规操作的3～5遍，适当增加次数至6～9遍，较小儿刺激加重，同时针对病因病机、患者症状可选择重点背俞穴及其相应的夹脊部位予以深部用力提捏、按压，以加强手法的刺激作用。

6.观察局部皮肤情况及患者的全身情况。

7.治疗结束后，协助患者安置舒适体位，整理床单元，交代注意事项，治疗结束后4小时内不宜沐浴。

8.整理用物。

三、护理结局

1.患者／家属对所做的解释和护理操作表示理解和满意。

2.达到预期的目标及效果。

3.捏脊治疗3～7天为一疗程，经治疗后妊娠剧吐、月经不调、痛经、神经衰弱、失眠等症状得到一定缓解。

4.影响疗效的因素包括适应证及捏脊的部位、手法、频次等。

四、意外情况的预防及处理

疼痛：捏脊过程注意询问患者的感受，用力均匀、连贯及循序渐进。第1次捏脊时，捏起的皮肉少一些，用力轻一些，遍数适当减少，2～3次之后可逐渐增加力度。在捏脊过程中，应注意与患者保持良好的沟通，做好情志护理。

五、相关链接

1. 成人捏脊的适应证包括冲脉气血不调所致的妊娠恶阻、月经不调、痛经，脾胃虚弱所致的腹胀、腹泻，以及神经衰弱、失眠等慢性疾病。

2. 成人捏脊的禁忌证，局部皮肤有破损、炎症、疖肿及癌症晚期患者均不宜捏脊。伴有高热、心脏病或者血小板减少症等出血倾向者，妊娠有阴道出血、腹痛者应慎用捏脊。

3. 脊背两旁是督脉和足太阳膀胱经循行的范围。督脉为"阳脉之海"，能统摄一身之阳，故捏脊能够畅通督脉，激发人体的阳气；足太阳膀胱经是人体循经部位最广最长的一条经脉，五脏六腑的背俞穴都分布在膀胱经的第一侧线上，故捏脊还可以调理五脏六腑。

4. 捏脊一般从下往上捏，上火明显、血压偏高或者哮喘者可以从上往下捏。对于特别虚弱者，从上往下捏或者从下往上捏完后，可以用手从上往下轻抚一两遍。

5. 在实际运用中，可以单独捏脊，也可以根据不同患者的情况在捏脊的基础上配合其他的治疗手法。如恶心、呕吐者可配合按摩中脘、内关穴；消化不良者可配合揉腹，掐点足三里穴；身体虚弱者可配合按揉肾俞穴，掐点足三里穴。

六、操作流程与评分标准

成人捏脊技术操作流程

操作步骤	操作标准	要点及注意事项
核对： 1. 患者床号、姓名、住院号 /ID 号等 2. 医嘱、护嘱	1. 核对患者准确无误 2. 核对医嘱 / 护嘱正确	1. 使用 2 种以上身份识别方式 2. 医嘱双人核对
评估： 1. 当前主要症状、临床表现、既往史、凝血功能 2. 治疗部位局部的皮肤情况 3. 对疼痛的耐受程度 4. 进食时间	1. 全面评估当前主要症状、临床表现、既往史、凝血功能、舌象、脉象及二便情况 2. 全面评估治疗局部的皮肤情况 3. 全面评估对疼痛的耐受程度 4. 评估进食时间	捏脊时间最好在空腹时进行，饭后不宜立即捏拿，需休息2小时后进行。有恶心、呕吐症状的患者宜在捏脊治疗后待症状缓解方可指导进食
告知： 捏脊的目的、步骤、可能引起的不适	患者 / 家属了解操作目的、方法并配合操作	可能出现局部皮肤发红、发热、疼痛等情况

操作步骤	操作标准	要点及注意事项
准备： 1.操作者洗手，戴口罩，必要时戴手套 2.用物：治疗盘、按摩精油、清洁纱块、大毛巾，必要时备屏风 3.环境：整洁安静，温、湿度适宜	1.护士操作前着装符合要求 2.用物准备齐全 3.环境适宜操作	1.操作者指甲必须剪短修平，以免刮伤患者皮肤 2.病室温度适宜，避风寒，以免患者着凉
实施： 1.协助患者取俯卧位或半俯卧位，保持背部平坦松弛，充分暴露背部，注意保暖 2.清洁皮肤，取适量的按摩油沿督脉及膀胱经循行的范围推揉背部皮肤 2～3 分钟，使局部皮肤微微发红发热，放松背部肌肉 3.推揉结束后用清洁的纱块擦净背部皮肤，以便于捏拿 4.两手沿脊柱两旁，由下而上连续地提捏肌肤，边捏边向前推进，自骶尾部开始，一直捏到项枕部为止，即沿着督脉的循行路线，从长强穴提捏至大椎穴，一般捏脊 3～9 遍 5.对于成人捏脊，手法可不拘常规操作的 3～5 遍，适当增加次数至 6～9 遍，较小儿刺激加重，同时针对病因病机、患者症状可选择重点背腧穴及其相应的夹脊部位予以深部用力提捏、按压，以加强手法的刺激作用 6.观察局部的皮肤情况以及患者的全身情况 7.治疗结束后协助患者安置舒适体位，整理床单元	1.体位舒适合理，暴露治疗部位，注意保暖 2.实施操作时动作轻柔，说明操作配合要点，捏脊手法正确，可采用两种手法捏拿：①拇指后位捏脊法。②拇指前位捏脊法 3.在捏最后 2 遍时，常常捏三下，向上向后提一次，称为"捏三提一" 4.捏脊力度均匀、连贯及循序渐进，捏脊过程随时询问患者的感受 5.治疗后局部皮肤微微发红、发热，部分患者捏脊后全身有少许出汗。初次捏脊者捏拿部位皮肤疼痛持续约两三日左右，随着捏脊次数的增加，疼痛感会逐渐缓解，患者会感觉越捏越轻松 6.用物整理符合要求，操作完毕，协助患者取卧位舒适，床单元整洁	1.捏脊的次数依病情及患者的耐受度而定 2.捏脊前用精油推捏、按摩脊背部皮肤，让皮肤、肌肉处于放松状态 3.初次捏脊，捏起的皮肉少一些，用力轻一些，遍数适当减少，2～3 次之后，捏起的皮肉逐渐增多，力度逐渐加重，遍数逐渐增多 4.在捏最后 2 遍时，进行"捏三提一"，常常捏三下，用力向上向后提一次，加大刺激量，以增强疗效
记录： 1.患者捏脊后治疗部位的皮肤情况，症状改善情况 2.异常情况、处理措施及效果	正确记录，有效果评价	

成人捏脊技术操作考核评分标准

科室： 　　被考核人： 　　主考老师： 　　考核日期：

操作标准	分值	评分要求	扣分原因	得分
1. 核对患者准确无误（3分） 2. 核对医嘱/护嘱正确（2分）	5	核对不全每项扣1分，最高扣5分		
1. 评估患者当前主要症状、临床表现、既往史（5分） 2. 评估患者治疗部位的皮肤情况（5分） 3. 评估患者的心理状况及对疼痛的耐受程度（5分） 4. 评估患者是否妊娠，是否有伴随的症状（5分）	20	漏评每项扣1分		
患者/家属了解操作目的、方法，并配合操作	5	患者/家属不了解每项扣1分		
1. 护士操作前着装符合要求，修剪指甲，洗手，戴口罩（2分） 2. 用物准备齐全，无遗漏（3分） 3. 患者卧位舒适，充分暴露治疗部位（5分） 4. 保护患者隐私，必要时屏风遮挡（5分） 5. 环境适宜，注意保暖，适宜操作（5分）	20	1. 用物缺一扣1分 2. 不合格每项扣1分		
1. 再次核对患者、医嘱（2分） 2. 采取正确方式清洁皮肤（2分） 3. 推揉、放松背部手法正确（2分） 4. 捏脊手法正确，捏脊顺序符合患者病情（10分） 5. 实施操作时捏拿力度适宜，动作循序渐进、连贯无中断（5分） 6. 捏脊过程观察患者局部皮肤情况并询问感受（5分） 7. 用物整理符合要求（2分） 8. 操作完毕，患者卧位舒适，整理床单元整洁，洗手，记录（2分）	30	不合格每项扣1分		
案例分析准确，中医健康宣教全面	10	不合格每项扣1分		
正确记录患者皮肤情况及治疗后的反应	3	不合格每项扣1分		
操作者仪表端庄，服装整洁	2			
操作者表情自然，语言亲切、通俗易懂，能完整体现护理要求	5			

总分：

七、操作案例

（一）案例

张某，女，30岁，诊断"妊娠恶阻"，主诉"停经50天，恶心呕吐5天，加重2天"。体格检查：T 36.0℃，P 87次/分，R 20次/分，BP 129/81mmHg，患者精神疲倦，乏力，恶心、呕吐，恶闻食气，食入即吐，饮水亦吐，不食亦吐，呕吐物为胃内容物，大便调，小便少，色黄。舌淡红，苔薄黄，脉细滑。遵医嘱予捏脊治疗，每日1次。

（二）评估

要素		评估要点	关键点及风险点
一般评估	一般资料	患者年龄30岁	无
	过敏史	无	无
	既往史	无	无
专科评估	全身情况	精神疲倦，乏力	卧床休息，防跌倒
	专科情况	恶心、呕吐	指导清淡、富有营养的饮食，避免不良气味的刺激
	局部情况	局部皮肤完好，无瘢痕，无破损	治疗后局部皮肤会出现微微发红、酸痛感
心理社会与知信行评估		对此项操作的认知程度	护士应针对此项操作的目的、流程、效果进行宣教，防跌倒的宣教。
		对疼痛的耐受程度	患者对疾病的认知程度

（三）计划

1. 人

（1）护士：患者配合程度高，此项操作可由考核合格的护士完成。

（2）患者：操作前排空二便，需协助俯卧位，注意保暖，保护患者隐私。

2. 机：使用床帘遮挡，保护患者隐私。

3. 料：治疗盘、按摩精油、清洁纱块、大毛巾，必要时备屏风。

4. 法：操作中严格落实患者身份识别与三查七对制度，遵循成人捏脊操作流程。

5. 环：病室安静、整洁，注意空气流通，治疗单清晰并按相关规定执行签名。

6. 测：观察治疗部位皮肤情况，有无明显疼痛感等不良反应。

（四）实施

见操作流程与评分标准。

（五）健康教育

1. 告知患者及家属捏脊的作用、不良反应，以及捏脊所需要的治疗时间。
2. 告知患者在治疗期间不能更换体位及起身活动。
3. 治疗后局部皮肤会微微发红，捏脊治疗后 4 小时内不宜沐浴。
4. 指导进食健脾养胃、清淡营养之品。

（六）提问

1. 患者治疗时出现疼痛应如何处理？
2. 简述成人捏脊法的治疗目的。

第十一节　膏摩技术

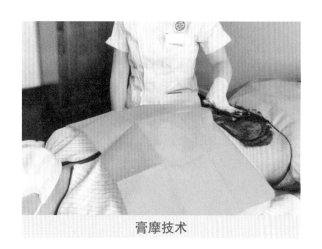

膏摩技术

膏摩技术是将特制的中药粉剂调成膏状，将药膏涂于人体的治疗穴位或部位上，联合按摩手法，按摩穴位或部位，通过手法治疗与药物外用治疗的双重作用，使拘紧之筋脉柔润、闭阻之筋脉畅通，达到温通经脉、调理气血、改善脏腑功能、扶正祛邪、防治疾病、增进健康的目的一种操作方法。

一、护理目标

缓解和解除因脾胃虚寒、风湿痹病、跌打损伤引起的胃痛、腹泻、呕吐及关节冷痛、麻木、酸胀、局部瘀血、肿痛等临床症状。

二、操作重点步骤

1.评估患者病情、当前主要症状、临床表现、既往史、患者疾病阴阳属性、经络病位、腑脏关系、标本先后及病理状态、体质情况；有无手术史，有无中药过敏史；女性月经史、是否怀孕；有无感觉迟钝/障碍，实施按摩处的皮肤情况，患者对热及疼痛的敏感和耐受程度，特殊药物过敏史，二便需求，心理状态及配合程度。

2.环境符合隐私保护和保暖要求。

3.根据治疗穴位或部位选择合适的体位，暴露按摩的部位。

4.药物的配置方法如下：

（1）将中药、水按1:2倒入药膏罐，加热搅拌熬制成膏状。

（2）将药罐放电磁炉上，用勺子边搅拌边加热，加热到合适温度，让药物充分调匀，以不滴水为宜。

5. 根据患者皮肤的耐受程度调节药膏的适宜温度。

6. 用勺子舀已配置好的药物于掌心，联合按摩手法，按摩 15 ～ 20 分钟。

7. 不同的药膏膏药、不同的药物制剂、不同的按摩介质，配合不同的按摩手法。

8. 随时询问患者对按摩力度的感受，及时调整按摩力度或停止操作；告知药膏涂于局部皮肤时，皮肤感觉温、热属正常现象；随时观察局部的皮肤情况，询问患者皮肤有无瘙痒、灼热感，防止灼伤；点按局部穴位可能会有轻微的酸、胀、麻、痛等不适。注意患者全身情况或病情变化，了解患者的心理和生理感受。

9. 治疗结束，局部注意保暖，喝温开水；用温湿毛巾清洁局部皮肤，协助患者整理衣物，整理床单，取舒适体位，酌情通风换气。

10. 记录患者的一般情况和按摩处局部的皮肤情况，记录异常情况、处理措施及效果。

三、护理结局

1. 患者 / 家属对所做的解释和护理操作表示理解和满意。

2. 治疗手法正确。

3. 治疗过程安全，无意外发生。

4. 达到预期的目标及效果。

5. 影响疗效的因素包括体位、部位、方法、时间、温度、治疗药物。

四、意外情况的预防及处理

1. 皮肤过敏：观察局部皮肤反应，如有丘疹、痒感或局部肿胀等过敏现象，立即停止操作，并将膏药拭净或清洗，报告医生，配合处理。

2. 烫伤：多由治疗时间过长或温度过高所致。若患者皮肤发红或起水疱，立即停止操作，并将膏药拭净或清洗，根据水疱情况，报告医生，配合处理。

3. 烫伤的预防：操作前要对患者进行宣教，例如治疗时间、适宜的温度及皮肤的感觉；在治疗过程中随时询问患者的感受，查看皮肤的情况；治疗时启用防烫伤警示标示；备烫伤膏、皮肤药膏等。

五、相关链接

膏摩为古代常用的药摩（膏摩、粉摩、汤摩、酒摩等）方法之一。膏摩疗法既有中药外涂后的药物渗透作用，又有按摩疗法使拘紧之筋脉柔软、闭阻之筋脉通畅的作用，是外涂疗法与按摩疗法的双重作用，同时又使得这两种疗法相得益彰，作用加强。

六、操作流程与评分标准

膏摩技术操作流程

操作步骤	操作标准	要点及注意事项
核对： 1. 患者床号、姓名、住院号 /ID 号等 2. 医嘱、护嘱、治疗部位	1. 核对患者准确无误 2. 核对医嘱、护嘱正确	1. 使用 2 种以上身份识别方式 2. 医嘱双人核对
评估： 1. 评估患者病情、当前主要症状、临床表现、既往史，女性询问月经史、是否怀孕 2. 有无感觉迟钝 / 障碍，实施按摩处的皮肤情况，患者对热及疼痛的敏感和耐受程度、特殊药物过敏史、二便需求 3. 患者的心理状况	1. 准确评估环境、温度及患者主要症状、既往史、过敏史、是否妊娠 2. 局部皮肤完好，无破损及炎症，无感觉迟钝 / 障碍 3. 患者的心理状况良好	禁忌： 1. 中药过敏者、活动性出血、皮肤破溃、手术部位（1 个月内），以及孕妇的腹部、腰骶部禁用 2. 消化道出血患者腹部禁用 3. 肿瘤破裂有出血风险者禁用 4. 骨质破坏存在骨折风险者禁用
告知： 1. 操作的目的及过程 2. 可能出现的不适、并发症及注意事项	患者 / 家属了解膏摩的操作目的及过程、方法、时间并配合操作	1. 告知药膏涂于局部皮肤时，皮肤感觉温、热，属正常现象 2. 点按局部穴位可能会有轻微的酸、胀、麻、痛等不适 3. 在治疗过程中局部皮肤可能出现瘙痒、烧灼、热烫的感觉或烫伤、起水疱等情况
准备： 1. 操作者：着装符合要求，洗手，戴口罩 2. 物品：治疗盘、中药罐、中药底方磨成的粉、赋形剂、调药勺、治疗巾、电磁炉、温湿毛巾、毛毯、快速手消毒液、手套、计时器，必要时备屏风、烧伤膏 3. 膏药的配置方法：将粉剂放入药罐内，加赋形剂调成膏状；将药罐放电池炉上，用调药勺边搅拌边加热，加热到沸腾，让药物充分调匀	1. 护士要求操作前着装符合要求 2. 物品准备齐全 3. 膏药正确调配	1. 选择合适的操作工具 2. 药物充分调匀 3. 配置好的药物凉至 40 ～ 45℃

操作步骤	操作标准	要点及注意事项
实施： 1. 携用物至患者床前，再次核对患者床号、姓名 2. 环境：温湿度合适 3. 患者：取合理舒适体位，暴露治疗部位，注意保暖，必要时屏风遮挡 4. 药膏温度：根据患者皮肤的耐受程度调节药膏的适宜温度 5. 选择正确的按摩方式 6. 观察局部皮肤及病情变化，询问患者力度、有无不适，防止烫伤 7. 治疗结束：治疗巾覆盖10分钟，以利于药物吸收，用温湿毛巾擦净局部皮肤 8. 协助患者穿衣，取舒适体位，整理床单位 9. 评价：按摩手法、患者感受及目标所达到的程度 10. 整理用物，洗手	1. 摩法：用食、中、无名指指面或大鱼际肌腹或手掌面，着力于一定治疗部位，通过肩关节在前外方向的小幅度环转，使着力面在治疗部位做有节奏的环形平移摩擦。其可分为指摩法、鱼际摩法与掌摩法，顺摩为补，逆摩为泻 2. 擦法：用手掌紧贴皮肤，做上下或左右的直线往返摩擦，使之产生一定的热量 3. 点法：用屈曲的指间关节突起部分为力点，按压于某一治疗点上的操作方法称为点法。它由按法演化而成，可属于按法的范畴。其具有力点集中、刺激性强等特点，分为拇指端点法、屈拇指点法和屈食指点法三种 4. 按摩部位以感到温热但无灼热感为度 5. 局部皮肤微红，无烫伤 6. 治疗完毕，用温湿毛巾清洁局部皮肤 7. 协助患者穿衣，取舒适卧位，整理床单，清洁用物	1. 注意房间的温、湿度适宜，必要时备屏风，保护患者隐私 2. 按摩过程中应随询问取患者对力度、温度的感受，观察皮肤颜色变化，一旦出现皮肤过敏、起水疱或烫伤应立即停止，并给予适当的处理 3. 皮肤出现微红灼热，属于正常现象。如出现水疱，小水疱可自行吸收，大者可经局部消毒，用灭菌针头刺破水疱下缘，将液体挤干，外涂烧伤膏
记录： 1. 患者的一般情况和按摩部位的局部皮肤情况 2. 患者的反应及病情变化、异常情况、处理措施及效果	1. 准确客观记录患者的一般情况和按摩部位的局部皮肤情况 2. 准确记录患者的反应及病情变化、异常情况、处理措施及效果	
全程质量： 1. 流程合理 2. 操作技术熟练，患者局部皮肤无损伤 3. 随时询问患者的感受	1. 语言通俗易懂，态度和蔼，沟通有效 2. 操作正确、熟练，运用手法正确、规范，用力合适，按摩时间合理，符合操作原则 3. 手法操作基本要求是持久、有力、均匀、柔和，从而达到开腠理、透皮吸收的目的	1. 随时询问患者对按摩力度的感受，及时调整按摩力度或停止操作 2. 随时观察局部的皮肤情况，询问患者皮肤有无瘙痒、灼热感，防止灼伤 3. 按揉肿瘤部位，力度适宜，防止肿瘤破裂出血 4. 针对老年人，按揉力度要轻，防止骨折 5. 注意患者的全身情况或病情变化，了解患者的心理和生理感受

膏摩技术操作考核评分标准

科室：　　　　　被考核人：　　　　　主考老师：　　　　　考核日期：

操作标准	分值	评分要求	扣分原因	得分
1. 核对患者准确无误（3分） 2. 核对医嘱/护嘱正确（2分）	5	核对不全每项扣1分，最高扣5分		
1. 评估患者当前主要症状、临床表现、既往史及药物过敏史、舌象、脉象及二便情况（5分） 2. 评估膏摩部位的皮肤情况（3分） 3. 评估心理情况（2分）	10	评估不准确或漏评估一项扣1分		
患者/家属了解其艾灸的操作目的、方法并配合操作，了解艾灸知识	10	患者/家属不了解一项扣1分		
1. 护士操作前着装符合要求，洗手，戴口罩，戴手套（3分） 2. 治疗盘、中药罐、中药底方磨成的粉、赋形剂、调药勺、治疗巾、电磁炉、温湿毛巾、毛毯、快速手消毒液、手套、计时器，必要时备屏风、烧伤膏（10分） 3. 采取合理体位，充分暴露膏摩部位，注意保暖，保护患者隐私，必要时屏风遮挡，患处酌情铺一次性中单（2分）	15	1. 不合格每项扣1分 2. 用物缺一扣1分，最高扣10分		
1. 再次核对患者、膏摩部位及药物（3分） 2. 采取正确的方式清洁皮肤（2分） 3. 膏药干湿度、温度适宜，将药物均匀涂抹至操作部位（7分） 4. 取穴准确，点按力度合适，说明操作配合要点（8分） 5. 掌握膏摩时间，观察局部皮肤情况及患者反应（5分） 6. 必要时予保鲜膜覆盖，固定包扎（2分） 7. 注意消毒隔离，避免交叉感染（5分） 8. 用物整理符合要求，再次核对医嘱（5分） 9. 操作完毕，整理患者卧位舒适，床单元整洁，洗手，记录（3分）	40	不合格每项扣1分		
案例分析准确，中医健康宣教全面	10			
正确记录患者伤口情况	3			
操作者仪表端庄，服装整洁	2			
操作者表情自然，语言亲切、通俗易懂，能完整体现护理要求	5			

总分：

七、操作案例

（一）案例

患者，女，59 岁，因"腹胀伴便秘 1 个月"入院。患者为肺腺癌胸膜转移患者，因左胸疼痛症状明显，1 个月前开始口服羟考酮缓释片（20mg，每 12 小时 1 次）镇痛，疼痛控制尚可。患者自开始口服镇痛药后腹胀便秘症状渐进性加重，近 5 天大便未解，腹胀症状明显。刻下症：腹胀不适，喜温喜按，大便不通，小腹触及一条索状硬块，可活动。舌淡，苔白，脉沉弦。属寒积便秘。

（二）评估

要素		评估要点	关键点及风险点
一般评估	一般资料	患者年龄 59 岁	年龄大，对热不敏感
	过敏史	无药物过敏史	有局部皮肤过敏的风险，询问患者的用药史
	既往史	活动性出血、皮肤破溃、手术部位（1 个月内）等禁用	无
专科评估	全身情况	患者年纪大	1.关注对温度的耐受程度 2.防烫伤
	专科情况	腹胀伴便秘 1 个月 口服羟考酮缓释片	1.指导患者顺时针按摩腹部 2.饮食指导 3.药物指导
	局部情况	局部皮肤正常，无瘢痕，无破损	1.膏摩后局部皮肤的反应，是否有丘疹、痒感等过敏现象 2.避免搔抓
心理社会与知信行评估		对此项操作的认知程度	护士应针对此项操作的目的、流程、效果进行宣教，防跌倒的宣教
		对疼痛的耐受程度	患者对疾病的认知程度

（三）计划

1.人

（1）护士：患者配合程度高，此项操作由考核合格的护士完成。

（2）患者：操作前需根据患者的膏摩部位协助取体位，注意保暖，保护患者隐私。

同时告知患者关注膏摩后的感受，有无烧灼感及皮肤瘙痒。

2.机：使用床帘遮挡，保护患者隐私。

3.料：用物在有效期内。

4.法：操作中严格落实患者身份识别与三查七对制度，遵循无菌操作原则及膏摩疗法操作流程。

5.环：病室安静、整洁，注意关闭门窗，启用防烫伤警示标识，治疗单清晰并按相关规定执行签名。

6.测：观察膏摩部位的皮肤情况，有无烧灼感及皮肤瘙痒等不良反应。

（四）实施

见操作流程与评分标准。

（五）健康教育

1.告知患者及家属膏摩的作用、不良反应及所需要的时间。

2.告知患者在膏摩5分钟后用温水擦洗干净，注意保暖，喝温开水。

3.膏摩后仔细观察局部反应，如出现疼痛、瘙痒应停药并告知医生。

4.局部膏摩后可能会出现药物颜色沉着和污染衣物。

5.饮食宜清淡、易消化、润肠道、富有营养，勿食辛辣、刺激、肥甘厚腻之品。

（六）提问

1.患者出现烫伤后应如何处理？

2.膏摩补法和泻法的区别是什么？

第十二节 隔药脐灸技术

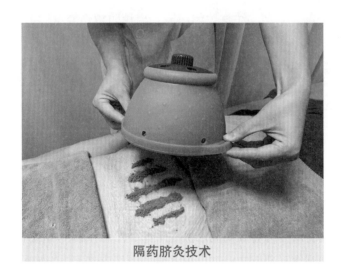

隔药脐灸技术

隔药脐灸技术是利用肚脐皮肤薄、敏感度高、药物吸收快的特点，借助艾火的纯阳热力，将温阳通痹药粉的药性透入肌肤，刺激组织，以达到调和气血、疏通经络、祛邪治病、防病健体目的的治疗方法。

一、护理目标

同隔物灸。

二、操作重点步骤

1. 评估患者当前病情、主要临床表现、既往史、体质情况及有无感觉迟钝/障碍；查看患者舌象、脉象及皮肤情况；询问患者心理状况及对热的敏感和耐受程度，是否妊娠，有无出血病史或出血倾向、哮喘病史或艾绒及过敏史等。

2. 协助患者取舒适体位，充分暴露施灸部位，注意保护隐私及保暖。

3. 根据治疗部位选择合适的灸具，用物准备齐全。

4. 根据患者的耐受程度控制局部热力，以免引起皮肤损伤。

5. 操作方法：遵医嘱将盐杜仲、鸡血藤、牛膝、威灵仙、川楝子、独活、秦艽、红花、桃仁等药品研磨成粉末状，制作成温阳通痹药粉；取仰卧位，充分暴露腹部，取穴以任脉为中线，起于中脘，下于关元，左右各旁开 4 寸；取温阳通痹药粉 5g 均匀铺在腹部，并将神阙穴填满；将艾条插入特制的灸盒内点燃，将灸盒置于穴位上进行施灸，每次治疗 20 分钟。

6. 治疗过程中随时询问患者有无不适症状。根据患者对温度的感受，及时调节灸盖气孔及灸具高度；如出现头晕、胸闷、心慌等不适症状，应终止治疗并及时处理。

7. 治疗完毕，取下治疗器具，查看皮肤情况并清洁皮肤，协助患者穿衣保暖。

8. 做好健康宣教，交代注意事项。

9. 整理用物。

三、护理结局

1. 患者 / 家属对所做的解释和护理操作表示理解和满意。

2. 达到预期的目标及效果。

3. 施灸后虚寒等症状有不同程度的缓解。

四、意外情况的预防及处理

1. 施灸过程中若出现头昏、眼花、恶心、颜面苍白、心慌出汗等不适现象，及时告知护士。

2. 施灸后如出现轻微咽喉干燥，建议饮一杯温开水。

3. 个别患者艾灸后局部皮肤可能出现小水疱，无需处理，可自行吸收。如水疱较大，遵医嘱处理。

4. 可能会出现烫伤。其预防和处理：①操作前要对患者进行宣教，例如治疗的时间、适宜的温度及皮肤的感觉。②治疗时启用防烫伤警示标识。③操作时物品摆放合理，点火在床边以外进行，必要时备灭火罐、万花油或烧伤膏。④治疗过程中加强巡视，询问患者的感受，查看艾条燃烧的情况。

五、相关链接

（一）隔药脐灸的主要功效及适应证

1. 健脾和胃，生清降浊：脐灸可增强脾胃功能，使升阳得升，浊阴下降，以健脾止泻、和胃降逆，适用于胃痛、反胃、痞满、呕吐、泄泻等。

2. 通调三焦，利水消肿：脐灸能激发三焦的气化功能，使气机畅通、经络隧道疏通，还能促进代谢，缩减脂肪，适用于小便不利、腹水、水肿、肥胖等。

3. 调理冲任，温补下元：冲为血海，任主胞胎，冲、任、督、带与生殖及妇人的经带、胎、产息息相关，故药物温脐可以调理冲任、理气养血、固经安胎，适用于妇女月经不调、痛经、带下、崩漏、不孕及黄褐斑、面色萎暗等。

4.通经活络，行气止痛：脐通百脉，温热药贴脐后，能够通经活络、理气和血，达到"通则不痛"，适用于肠麻痹、痹证、手足麻木及诸酸痛证。

5.敛汗固表，涩精补虚：脐灸能收敛人体的精、气、神、津，调节脏腑阴阳平衡，调整体质，使气血调畅，营卫通利，帮助入睡，适用于自汗、盗汗、带下、久泄、梦遗、滑精、惊悸、失眠等。

6.防病驻颜，养生延年：脐为先天之命蒂、后天之气舍，是强壮保健的要穴。脐灸可增强人体的抗病能力，具有补脾肾、益精气、抗老驻颜之功，用于虚劳诸疾、神经衰弱和预防保健。

（二）隔药脐灸的禁忌证

腹部皮肤破损者、高血压急症患者、心脏病急症患者、高热患者、活动性出血性疾病患者、中风闭证及肝阳上亢头痛者不宜进行隔药脐灸疗法。

腹部有损伤、炎症者及孕妇禁用。

（三）相关注意事项

1.对糖尿病、肢体感觉障碍的患者，需谨慎控制施灸的强度及时间，防止烫伤。

2.饭后半小时内或空腹不宜灸脐。

3.艾火不可离脐部太近，以免发生烫伤。

六、操作流程与评分标准

隔药脐灸技术操作流程

操作步骤	操作标准	要点及注意事项
核对： 1.患者床号、姓名、住院号/ID号等 2.医嘱、护嘱、药粉、治疗部位	1.核对患者准确无误 2.核对医嘱/护嘱正确	1.使用2种以上身份识别方式 2.医嘱双人核对
评估： 1.患者当前主要症状、临床表现、既往史、舌象、脉象、有无感觉迟钝/障碍 2.患者施灸处的皮肤情况 3.患者的心理状况及对热的敏感和耐受程度	1.环境温度、主要症状、既往史、有无出血病史或出血倾向、有无艾绒过敏史或哮喘病史及是否妊娠 2.局部皮肤完好，无破损及炎症，无感觉迟钝/障碍 3.患者的心理状况和对热的敏感和耐受程度良好	禁忌： 1.腹部皮肤破损、高血压急症、心脏病急症、高热、活动性出血性疾病、中风闭证及肝阳上亢头痛者不宜进行隔药脐灸 2.对糖尿病、肢体感觉障碍的患者，需谨慎控制施灸的强度及时间

操作步骤	操作标准	要点及注意事项
告知： 1.操作的目的及过程 2.可能出现的不适、并发症及注意事项	患者/家属了解操作目的、方法并配合操作	1.治疗过程中局部皮肤可能出现烧灼、热烫的感觉或烫伤、起水疱等情况 2.艾条点燃可出现较淡的中药燃烧气味
准备： 1.操作者：洗手，戴口罩，必要时戴手套 2.环境：无易燃物品，温、湿度适合 3.用物：特制安全型灸盒、治疗盘、脐灸药粉、打火机、镊子、弯盘、纱布，必要时准备浴巾、屏风、烧伤膏 4.环境：整洁安静，温、湿度适宜	1.护士操作前着装符合要求 2.选择大小合适的艾条和间隔物 3.环境适宜，患者卧位舒适，适合操作	1.选择正确的操作方式及所需工具 2.备好灭火罐，必要时备烫伤膏 3.注意房间温、湿度适宜，必要时备屏风，保护患者隐私
实施： 1.定穴：遵医嘱确定施灸部位及施灸方法 2.铺药：以任脉为中线起于中脘，下至关元，左右各旁开4寸，分别铺药粉，并将神阙穴填满 3.施灸：将2cm长的艾条插于安全型艾灸盒内，点燃施灸，当艾条燃尽后，结束施灸，以皮肤潮红湿润而不起水疱为度 4.观察：观察局部皮肤及病情变化，询问患者有无不适，防止烫伤 5.灸毕：彻底熄灭艾火，清洁局部皮肤 6.整理：协助患者穿衣，取舒适卧位，整理床单，清洁物品	1.取穴准确及施灸方法合适 2.以施灸穴位感到温热但无灼痛为度，灸至局部皮肤出现红晕 3.局部皮肤微红，无烫伤，以患者感觉温热为度 4.用物整理符合要求 5.操作完毕，整理患者卧位舒适，床单元整洁	1.艾条燃尽，取下灸盒，用纱布清洁局部皮肤 2.对于昏厥、局部知觉减退的患者或小儿等，操作者可将食、中两指置于施灸部位的两侧，通过操作者手指的感觉来测知患者局部的受热程度 3.在施灸过程中，随时询问患者有无灼痛感，调整距离，防止烫伤。如局部皮肤产生烧灼、热烫的感觉，应立即停止治疗 4.施灸后皮肤出现微红灼热，属于正常现象。如局部出现小水疱，无需处理，可自行吸收。如水疱较大，消毒局部皮肤后，用无菌注射器吸出液体，覆盖无菌敷料，保持干燥，防止感染
记录： 1.患者的一般情况和施灸局部的皮肤情况 2.隔药脐灸施灸的时间 3.患者的反应及病情变化 4.异常情况、处理措施及效果	1.准确记录患者的一般情况和施灸局部的皮肤情况 2.准确记录隔药脐灸的时间、患者的反应及病情变化，异常情况、处理措施及效果	

隔药脐灸技术操作考核评分标准

科室：　　　　被考核人：　　　　主考老师：　　　　考核日期：

操作标准	分值	评分要求	扣分原因	得分
1. 核对患者准确无误（3分） 2. 核对医嘱/护嘱正确（2分）	5	核对不全每项扣1分，最高扣5分		
1. 评估患者当前主要症状、临床表现、既往史、过敏史、舌象、脉象、有无感觉迟钝/障碍（5分） 2. 评估实施灸处的皮肤情况（5分） 3. 评估患者的心理状况、对热的敏感和耐受程度及二便情况（5分）	15	评估不准确或漏评估一项扣1分		
患者/家属了解其艾灸的操作目的、方法并配合操作，了解隔物脐灸知识	10	患者/家属不了解一项扣1分		
1. 护士操作前着装符合要求，洗手、戴口罩，必要时戴手套（3分） 2. 用物准备：特制安全型灸盒、治疗盘、脐灸药粉、打火机、镊子、弯盘、纱布，必要时准备浴巾、屏风、烧伤膏（10分） 3. 环境适宜，患者体位舒适，暴露部位，注意保暖（2分）	15	1. 不合格每项扣1分 2. 用物缺一扣1分，最高扣10分		
1. 确定施灸部位及施灸方法（2分） 2. 取穴准确（3分） 3. 操作时动作轻柔，说明配合要点（5分） 4. 及时询问患者的感受，查看皮肤及艾条的燃烧情况（3分） 5. 艾条长短适宜（2分） 6. 治疗时间适宜，皮肤潮红而不起疱，一般时间20分钟（10分） 7. 交代患者治疗后的注意事项（5分） 8. 用物整理符合要求，洗手，记录（3分） 9. 操作完毕，整理患者卧位舒适，床单元整洁，洗手，记录（2分）	35	不合格每项扣1分		
案例分析准确，中医健康宣教全面	10			
正确记录并报告患者皮肤异常情况	3			
操作者仪表端庄，服装整洁	2			
操作者表情自然，语言亲切、通俗易懂，能完整体现护理要求	5			

总分：

七、操作案例

（一）案例

张某，女，68岁，慢性心力衰竭，主诉"双下肢浮肿2天"。体格检查：T 36.6℃，P 87次/分，R 19次/分，BP 120/81mmHg，患者精神欠佳，自主体位，能配合治疗。既往病史：高血压。医生开具医嘱：隔药脐灸治疗，每日1次。

（二）评估

要素		评估要点	关键点及风险点
一般评估	一般资料	患者年龄68岁	无
	过敏史	无药物过敏史，对中草药无过敏史	无
	既往史	高血压	操作过程中观察患者反应及询问患者是否有头晕、头痛等不适
专科评估	全身情况	患者体质属寒凝血滞	1. 避风寒、慎起居、调情志 2. 关注疼痛的程度
	专科情况	双下肢浮肿，伴有尿少，活动后诉心慌不适	1. 指导患者以卧床休息为主，可适当于房间内轻体力活动，留陪人，防跌倒 2. 指导患者抬高双下肢，减少水钠潴留 3. 饮食以低盐低脂为宜
	局部情况	皮肤完好，无瘢痕，无破损	1. 可能引起烫伤：小水疱可自行吸收，大水疱者经消毒后，用灭菌针头刺破水疱下缘，将液体挤干，外涂烫伤膏 2. 可能引起局部皮肤发红：可外涂凡士林
心理社会与知信行评估		对此项操作的认知程度	护士应针对此项操作的目的、流程、效果进行宣教，悬挂防烫伤标识
		对疼痛的耐受程度	患者对疾病的认知程度

（三）计划

1.人

（1）护士：患者配合程度高，此项操作由考核合格的护士完成。

（2）患者：操作前需协助取平卧位，注意保暖，保护患者隐私。同时告知患者关注隔药脐灸时的感受，有无温热感或是灼热感。

2. 机： 使用床帘遮挡，保护患者隐私。

3. 料： 选用安全型灸盒，治疗盘装好间隔物备用，检查艾条在有效期内。

4. 法： 操作中严格落实患者身份识别与三查七对制度，遵循隔药脐灸操作流程。

5. 环： 病室安静、整洁，注意关闭门窗，启用防烫伤警示标识，治疗单清晰并按相关规定执行签名。

6. 测： 观察施灸部位的皮肤情况，有无烧灼感等不适。

（四）实施

见操作流程与评分标准。

（五）健康教育

1. 告知患者及家属隔药脐灸的作用、不良反应及治疗所需的时间。

2. 告知患者在隔药脐灸期间避免活动，以免引起灸盒脱落导致烫伤。

3. 隔药脐灸治疗后仔细观察局部反应，如有无红肿、疼痛、起水疱。

4. 饭前和饭后一小时内不宜隔药脐灸，灸后半小时内勿使用冷水洗手或洗澡，需多饮温水，忌食用生冷寒凉的食物。

（六）提问

1. 隔药脐灸的适应证范围有哪些？

2. 患者若出现局部药物过敏应如何处理？